ただ読むだけで
ぐんぐん
目がよくなる

久保田式 視力回復ドリル

眼科専門医・医学博士
アイクリニック自由が丘院長
久保田明子

主婦の友インフォス

Prologue

東京・自由が丘の
クリニックの
眼科医である私が
開発した
この視力回復ドリルは、
読むだけで、
文字を追うだけで、

内容はもちろんのこと、目のトレーニングになって、ぐんぐん眼筋が鍛えられる目のエクササイズドリルとして構成されています。

現代人は
大人も子どもも
100%「お疲れ目」

「目がゴロゴロする」
「目の奥がずしっと重い」
「1日が終わるころには
目がしょぼしょぼ……」など、
目のお疲れ症状を訴える人は
少なくありません。
私は、もはや現代人は

100%「お疲れ目」だと考えています。
その最大の理由が、
誰もがディスプレイ画面を
見る時間が長いこと。
小学生でもタブレット端末で
授業を受ける時代になりつつあります。
1日のうち、スマホやパソコン、
タブレット端末などに
ふれる機会がない人は
ほとんどいないでしょう。
さらにテレビやゲームなどの
画面画面を見続ける生活が、

現代人の**「お疲れ目」**を
招いているのです。
ディスプレイ画面を見続けるということは、
目は**近距離にずっとピントを**
合わせ続けた状態にあるということ。
それはまるで、
二の腕に力こぶをつくって、
ずーっとそのままでいるのと同じです。
緊張した目の筋肉はこり固まり、
知らず知らずのうちに
疲労が蓄積していくのです。
また、スマホやパソコン、

タブレット端末の画面は、
強いエネルギーの光を発しています。
まぶしい中で画面を見続けるために、
目は瞳孔をぎゅっと
縮めなければなりません。
そうして目の筋肉は
酷使されて
疲れ切ってしまうのです。
さらに画面を凝視していると、
まばたきの回数が
極端に少なくなり、**目が乾きます**。
すると、目の機能を正常に維持してくれる

涙のバランスが乱れ、「お疲れ目」に
追い打ちをかけるのです。
私たちの目は、そもそも遠くを見るのに
適した構造をしています。
一気に広がりを見せている
リモートワークの時代には、
パソコン作業だけでなく
会議まで、画面を見つめながら行うのが
当たり前になりつつあります。
そして、現代人の「お疲れ目」は、
どんどん悪化してしまうのです。

スマホを持つ世代は全員「スマホ老眼」の可能性アリ

近年、20代、30代の方だけでなく、
中学生や小学生にまで
「手元が見づらい」
「夕方になると見えにくくなる」
などの老眼に似た症状があらわれています。
なぜ、子どもまで「スマホ老眼」と
呼ばれる状態になってしまうのでしょうか。

ここで簡単に**目の仕組み**を
ご説明しましょう。
私たちの目は、見るものの距離に合わせて
自動的にピントを合わせています。
カメラでいえば、
虹彩（茶目の部分）はしぼり、
レンズの働きをするのが**水晶体**であり、
レンズの厚みを変化させて
ピントを調節するのが、
水晶体のまわりにある**毛様体筋**です。
水晶体と毛様体筋で
オートフォーカスされた光は、

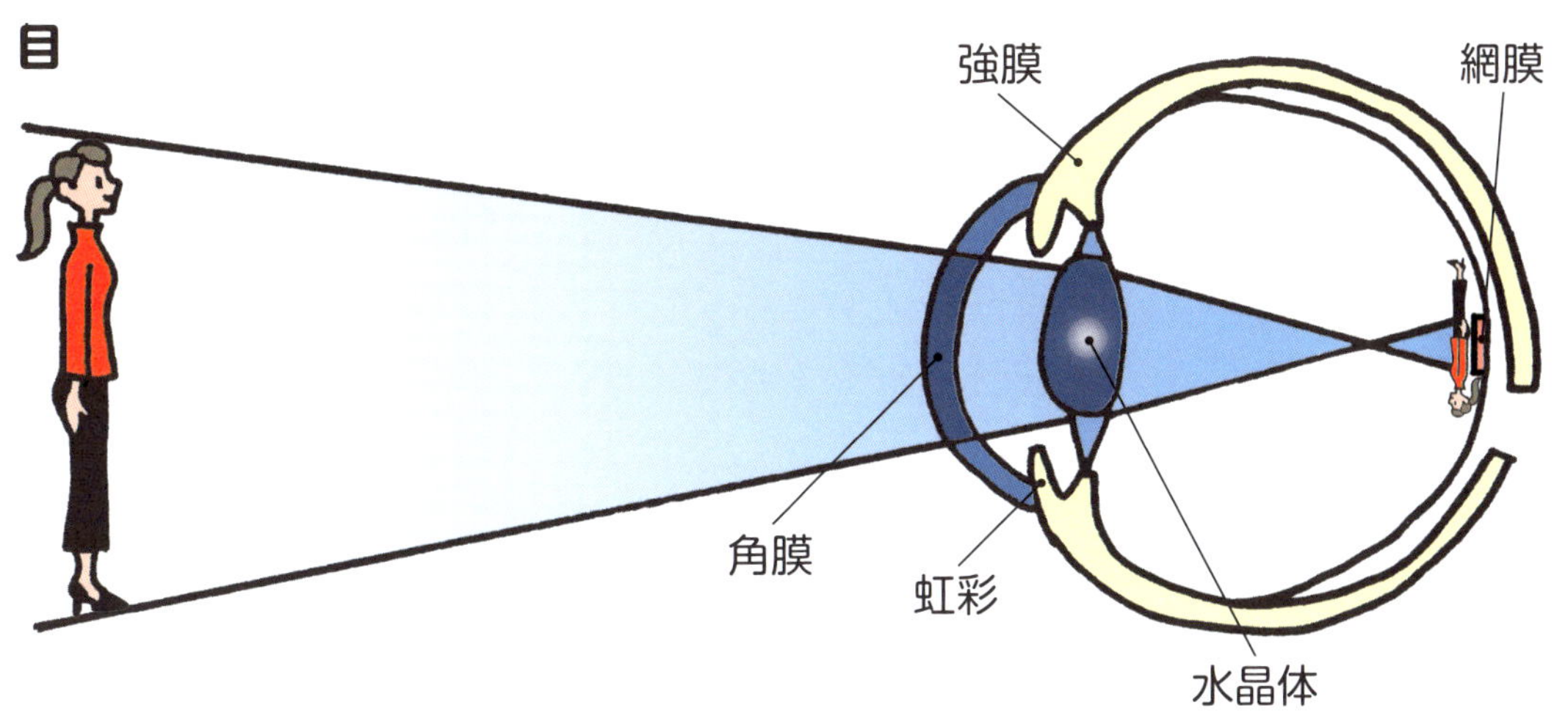
目
強膜
網膜
角膜
虹彩
水晶体

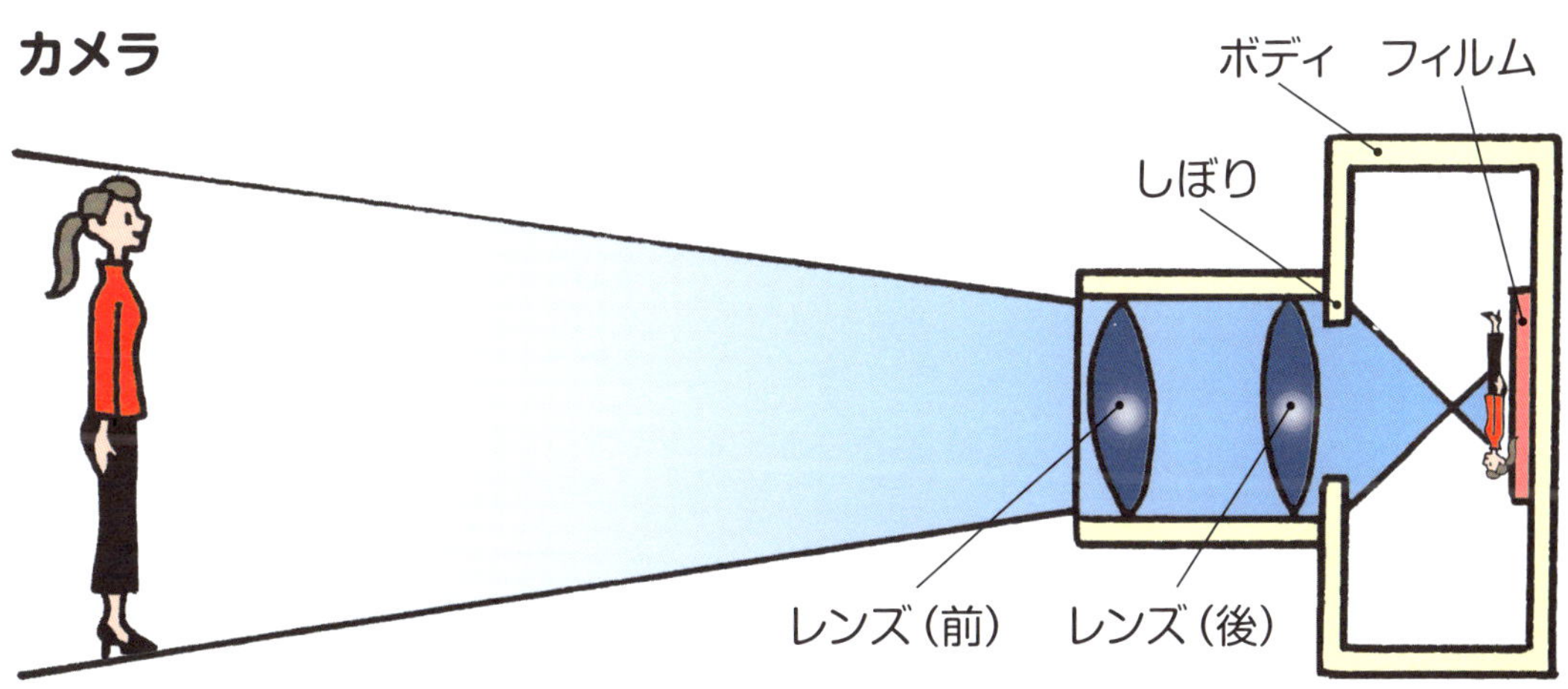
カメラ
ボディ
フィルム
しぼり
レンズ（前）
レンズ（後）

フィルムの役割をしている
網膜にぶつかり、映像に変換されます。
一般的な老眼は、加齢によって
毛様体筋が衰えることに加え、
水晶体がかたくなることで生じます。
一方でスマホ老眼の場合、
スマホなどの小さな画面を
至近距離で見続けるため、
毛様体筋がこり固まります。
最初は「遠くが見えにくい」と感じ、
さらに老眼と同じように
近くも**ピント調節が**

できなくなるのです。
つまり、スマホを持つ世代であれば
年齢に関係なく、全員が
スマホ老眼の危機に
さらされているのです。
あなたはもしかしたら
「『お疲れ目』くらい、大したことない」と
思っているかもしれません。
でも現代人の多くは、
ひと晩眠れば翌朝、
すっきりと疲れがとれる
「疲れ目」を通り越して、

慢性的な「眼精疲労」に陥っています。
そして眼精疲労の原因のひとつが、
スマホ老眼の要因でもあるのです。

「目の筋トレ」で眼精疲労を解消する！

眼精疲労の最大の原因のひとつが、
「遠くを見たり近くを見たりなどの、
調節をしている
目の筋肉（眼筋）の疲労」です。
眼精疲労を放っておくと、
**「頭痛がして、やるべきことに
集中できない」
「肩こりがひどくて**

疲れが抜けない」
「吐き気をもよおすことがある」など、
気分や体調に影響を及ぼし、
日常生活にも支障をきたしている方が
少なくありません。
あなたは、次のような症状に
思いあたることはないでしょうか。

・目がしょぼしょぼする
・目の奥が重い、痛い
・白目が充血しやすい
・目薬をさしても
いつも目が乾いている
・光がやたらとまぶしく感じる
・目が疲れると頭痛がする
・慢性的に肩がこっている
・目をずっとつぶっていたい
・文字を読む気がしない

眼精疲労の症状は、
人によってさまざまです。
常にディスプレイ画面を
見続ける環境にいる中で、
眼精疲労はなんらかの手を打たなければ、
自然に治ることはありません。
目の筋肉は、疲れ果てていても
筋肉痛になることはないため、
ついつい酷使しがちです。
カラダの疲れも、ストレッチや
マッサージをすることで、
回復しやすくなるように

眼精疲労の最大の原因である
「眼筋の疲労」も、疲れを残さず
筋肉の緊張をやわらげるための
トレーニングが必要なのです。

さらにこの本は、
読み進めていくだけで、
眼精疲労のもうひとつの大きな原因である
「ドライアイ」も軽減できるように
つくられていますので、お楽しみに。

あなたの眼筋はどれだけこわばっている？

実は私たちは、ものを見るとき、わずかに**寄り目**になって**視線を一点に合わせて**います。

左右の目は通常、連動していますから、寄り目になろうとすると、左右の目は同じように中央に寄ってきます。

ところが、目の筋肉が疲れ切っている人は、
片目が出遅れたり
同じ位置に寄りにくかったりするのです。
体の筋肉も、左右同じように
トレーニングしているつもりでも、
重さを加えて筋肉疲労が
激しくなるにつれて、
左右の腕や足の動きのバランスが
乱れるのと似ているかもしれませんね。
ここで、あなたの眼筋が
どれだけこわばっているか、
チェックしてみましょう。

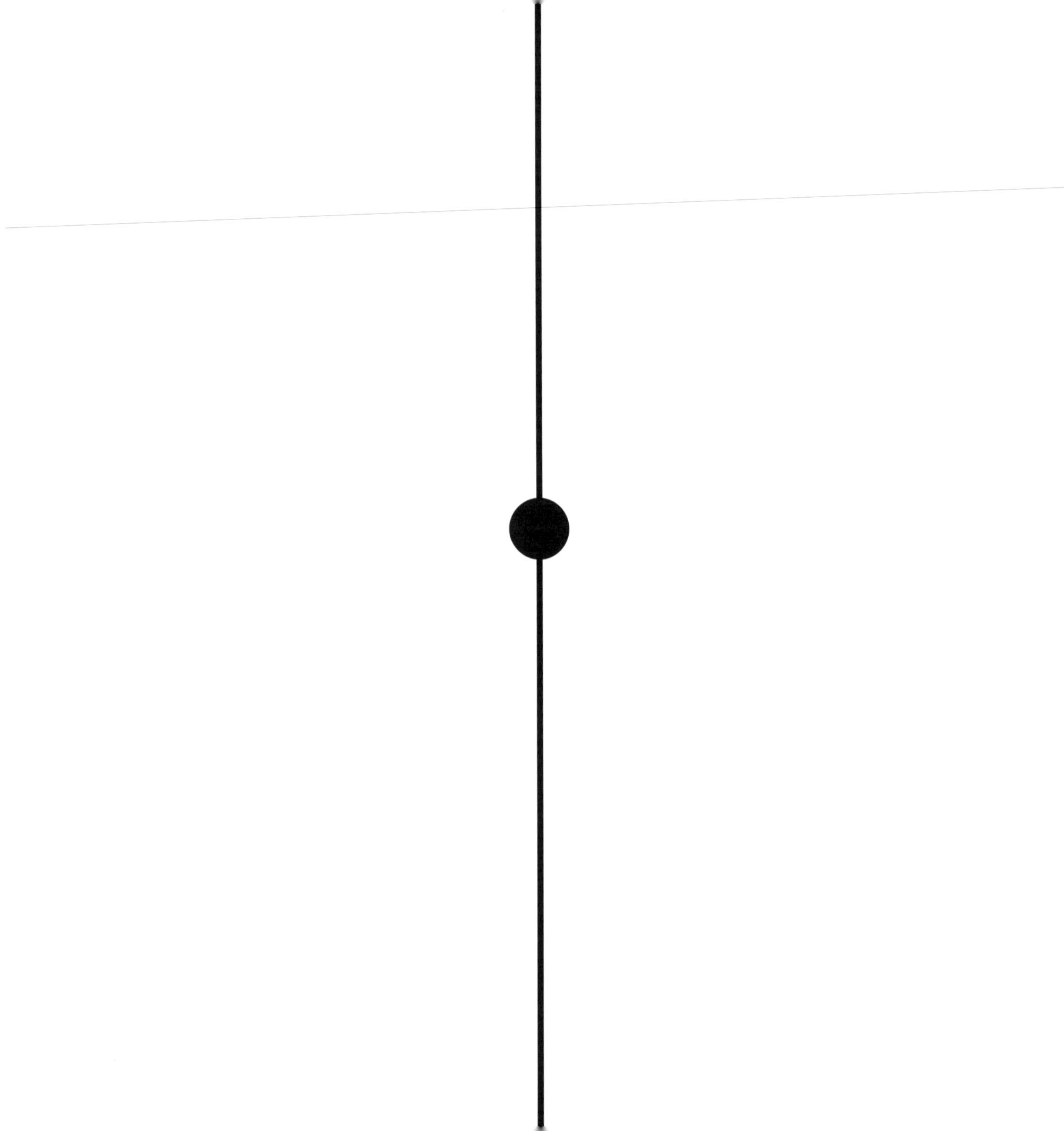

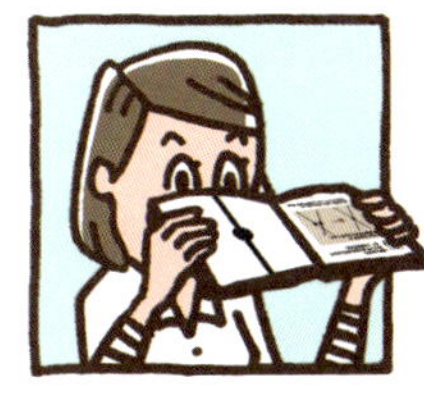

①両手で本を持ち、
目のすぐ下に顔と90度の角度になるよう
右ページの端をあてます。

このとき黒い点の延長線上が、
ちょうど両目の真ん中にくるようにします。

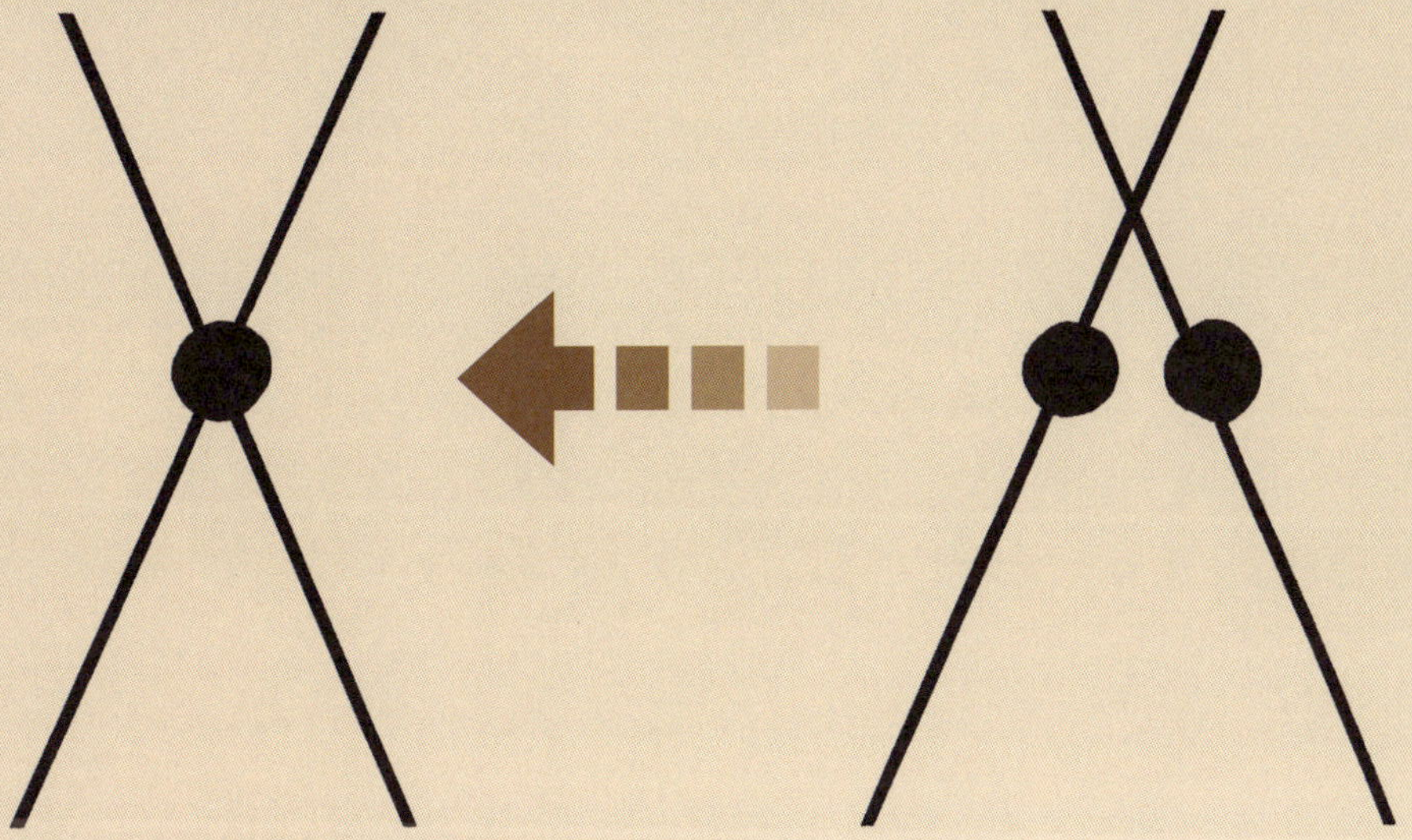

②そして両目で10秒間、点を見つめましょう。
コンタクトレンズやメガネはしたままでかまいません。

点がひとつに見えた状態で10秒キープできた人

まだ、問題がある状態には至っていません。
トレーニングでよい状態を維持しましょう。

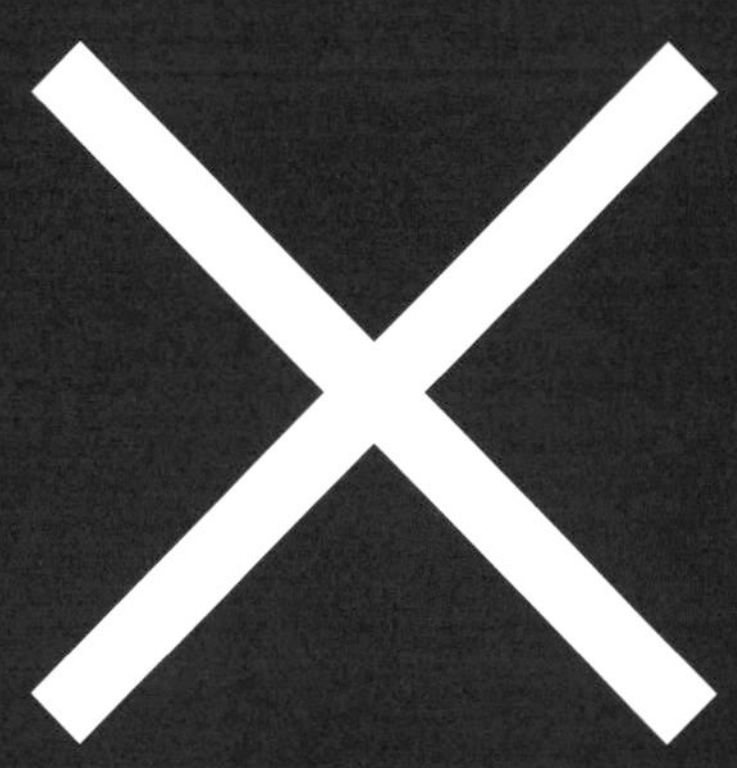

途中で点が 2つに見えた人

重い「お疲れ目」の状態です。
すぐに、トレーニングを開始しましょう。

本書の使い方

この本を身近に置いて、
朝起きたとき、
ディスプレイ画面を見続けたとき、
1日の終わりに目の疲れを感じたときなど、
いつでもさっと開いて、
トレーニングしましょう。
朝起きたときから夜眠るまで、
私たちの目は一日中働きづめです。
特に、ディスプレイ画面を見続ける
現代人の生活では、

眼精疲労は蓄積するばかりです。
毎日、あなたのためにがんばっている
大切な目をいたわってあげてください。
目の健康のために最も大切なのは、
トレーニングを継続することです。
昨日は時間があったから
ゆっくり20分トレーニングした、
今日は忙しかったので
寝る前の3分だけ。
それでもいいのです。
続けることで、疲れが解消し、
違いを感じることができるのです。

やり方のポイント

ポイント①

腕を軽くのばして本をまっすぐ見ましょう。何かをしながら斜めに本を見たり、寝っ転がって見下ろしたりすると、トレーニング効果が半減します。イスに座って背筋をのばし、テーブルにひじをついて軽く見下ろす姿勢がいいでしょう。また、目から30㎝以上離して読むのをおすすめします。見づらいからといって、近づけすぎないようにしましょう。

ポイント②

できるだけ、本や頭を動かさないようにしましょう。この本では、文字がぐるぐるとうずを巻いたり、波打ったり、文字の色や濃さ、そして大きさが変わったりしています。目だけを使って文字を追いかけることで、眼筋と脳のトレーニングになるのです。

ポイント③

この本には、ところどころに「遠くを見てください」というページがあります。また、「まばたきをしてください」という指示が入ったページもあります。「遠くを見てください」のページにたどり着いたら、窓の外や家の中の遠くにあるものを、ぼんやり眺めましょう。「まばたきをしてください」というページに到達したら、少しひと休みしてまばたきをしましょう。眼筋ががんばりすぎてこわばる前にリラックスでき、トレーニング効果をさらに高めることができるのです。

ポイント④

楽しみながらトレーニングをすることで、脳が喜び、飽きずに続けられるよう工夫されています。実は、この本を開いた左側のページに、さまざまな形の図形が仕込まれています。読み進めて疲れたときなど、パラパラとページをめくって、図形を追いかけてみましょう。脳が元気になるだけでなく、動体視力も鍛えることができます。

ポイント⑤

まずはひととおり、最初から最後まで読んで、トレーニングをしてみてください。この本は各章ごとに違う方法で、トレーニングを構成しています。そのため、異なるアプローチで眼筋をまんべんなく鍛えることができるのです。何度か試したあとは、症状に合わせたトレーニングを選んだり、ランダムに開いたページにあるトレーニングを実践したりするのもいいでしょう。

遠くを

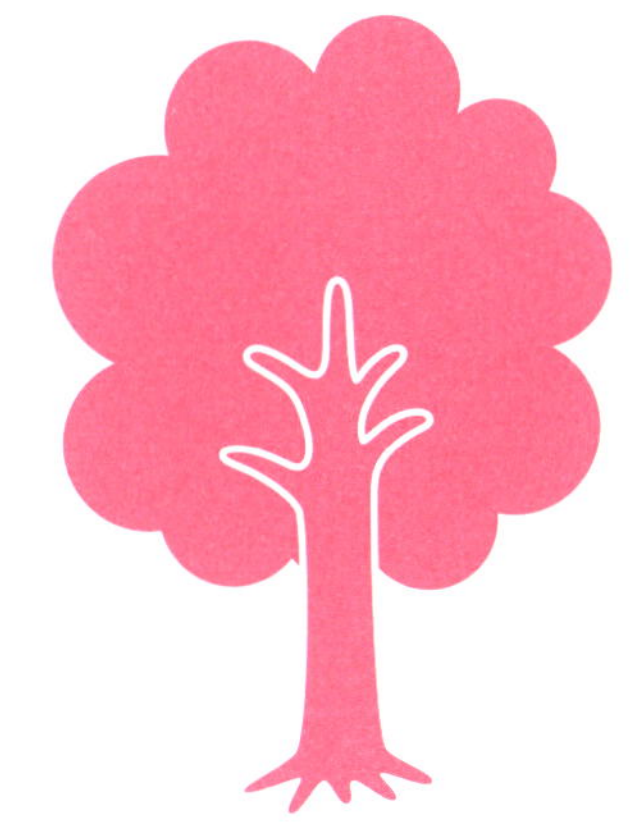

見てください

ただ読むだけでぐんぐん目がよくなる

久保田式視力回復ドリル

目次

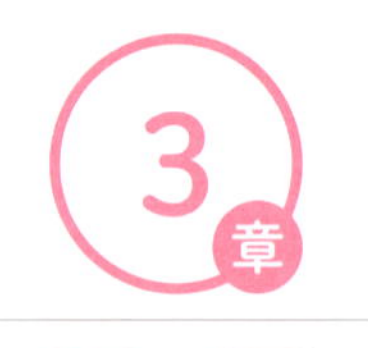

「メジックメソッド」で眼筋トレーニング!

4章

セルフケアで目をいたわる!

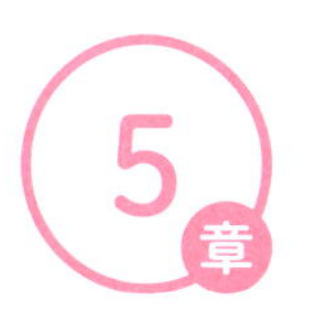

目を鍛えれば脳も活性化する！

COLUMN 1

「寝ながらスマホ」は片目ばかり使っている可能性大

突然ですが、質問です。

あなたは、電車の中でスマホを見ているとき、顔の正面に持ってまっすぐ見ていますか？　ソファやベッドでくつろいでスマホを見ているとき、片目で画面を見ていませんか？

目は近いものを見るとき、両目の黒目を内側に寄せる「輻輳（ふくそう）」という動きをしていますが、実はこの動き、目に大きな負担をかけています。

「寝ながらスマホ」はさらに至近距離で画面を見ることになるため、負担は倍増です。そのため「少しでも負担を軽くしよう」と無意識のうちに片目をはずし、もう一方の目だけで見ていることが少なくありません。

左右の目から得た情報を脳で統合する力を両眼視といい、この働きのおかげで私たちは近くのものを立体的に感じることができます。片目でものを見るクセがついてしまうと、この両眼視の働きが弱まってしまい、そのうち左右の視力に差が出て、さらには脳の働きにも影響するといわれています。

多くの人が利き目を中心に使っています。まずは自分の効き目を知り、その上で両目をバランスよく使うように心がけましょう（150ページに利き目を調べる方法が載っていますので、ぜひお試しくださいね）。

暗い部屋で寝る直前までスマホをいじっている方も少なくないと思いますが、ブルーライトによる目や脳への影響という問題もあり、この習慣はあまりおすすめできません。

1日がんばってくれた目を、1日の最後くらいスマホから解放し、いたわってあげてください。

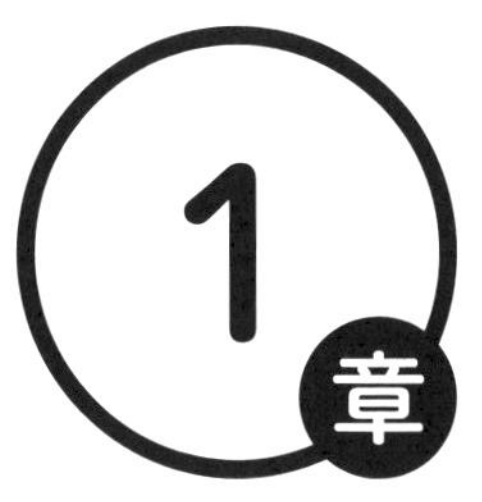

自宅でできる「メジックジム」解禁！

この章では、各ページの一部の文章が、ぐるぐるとうずを巻いています。文字が大きくなったり、小さくなったり、または文字の色が薄くなったりすることもありますが、本や頭を動かさずに目で追いかけましょう。そうすることで、普段あまり使わない目を回す筋肉を鍛えることができるのです。

眼精疲労の最大の原因、目の筋肉のこりはトレーニング&ストレッチで解消する！

健康なカラダを維持するために、スポーツジムでトレーニングをしたり、ランニングをしたりする人はたくさんいます。眼も私も、大

まばたきをしてください

会に出るほど筋トレにハマっていたことがあります。

でも、全身の筋肉はくまなく鍛えることができても、目の健康は一般的なスポーツジムに通って維持するということは難しいのです。

そこで、私が運営するクリニックに、毎日のように駆け込んでくる「お疲れ目」の患者さんたちに、目の筋肉疲労を少しでも解消してもらおうと、「メジックジム流眼筋トレーニング」を考案したのです。

「メジック」とは、マジックのように目がよくなるという願いをこめてつけた名前です。メジックジム流眼筋トレーニングをこの本では「メジトレ」と呼んできます。コツコツとトレーニングを重ねれば、カラダの筋肉たちは決して裏切ることはありません。眼筋もそれは同じことです。あなたがトレーニングをすればしただけ、うれしい結果となって返ってくるのです。

まばたきをしてください

「目が疲れた……」と感じたとき、多くの人がまず試すのが疲れ目用の目薬をさすことです。しかし眼精疲労は、目薬だけではなかなかすっきりと解消できません。

一生懸命トレーニングをして筋肉痛になったときは、ストレッチやマッサージでゆっくり筋肉をほぐす、お風呂などで血行をよくしてあげる、筋肉を構成するアミノ酸を摂取する、必要に応じて炎症を抑えるために湿布を貼るなど、総合的にケアしてあげることが大切です。

そうすることで、炎症を起こした筋肉は回復しやすくなります。眼精疲労になるほど酷使され続けた目の筋肉も、目をつぶったり、目薬をさしたりするだけでなく、このメジックジム流眼筋トレーニング「メジトレ」を加えてあげることで、機能がぐっと回復しやすくなるのです。

目の筋肉について

私たちの目の筋肉は大きく「内眼筋」と「外眼筋」の2つに分けられます。目はよくカメラにたとえられますが、内眼筋はカメラでいうピント調節やしぼりといった働きをしている目の中の筋肉のことです。一方、外眼筋は上を見たり斜めを見たりと眼球の向きを変える筋肉で、眼

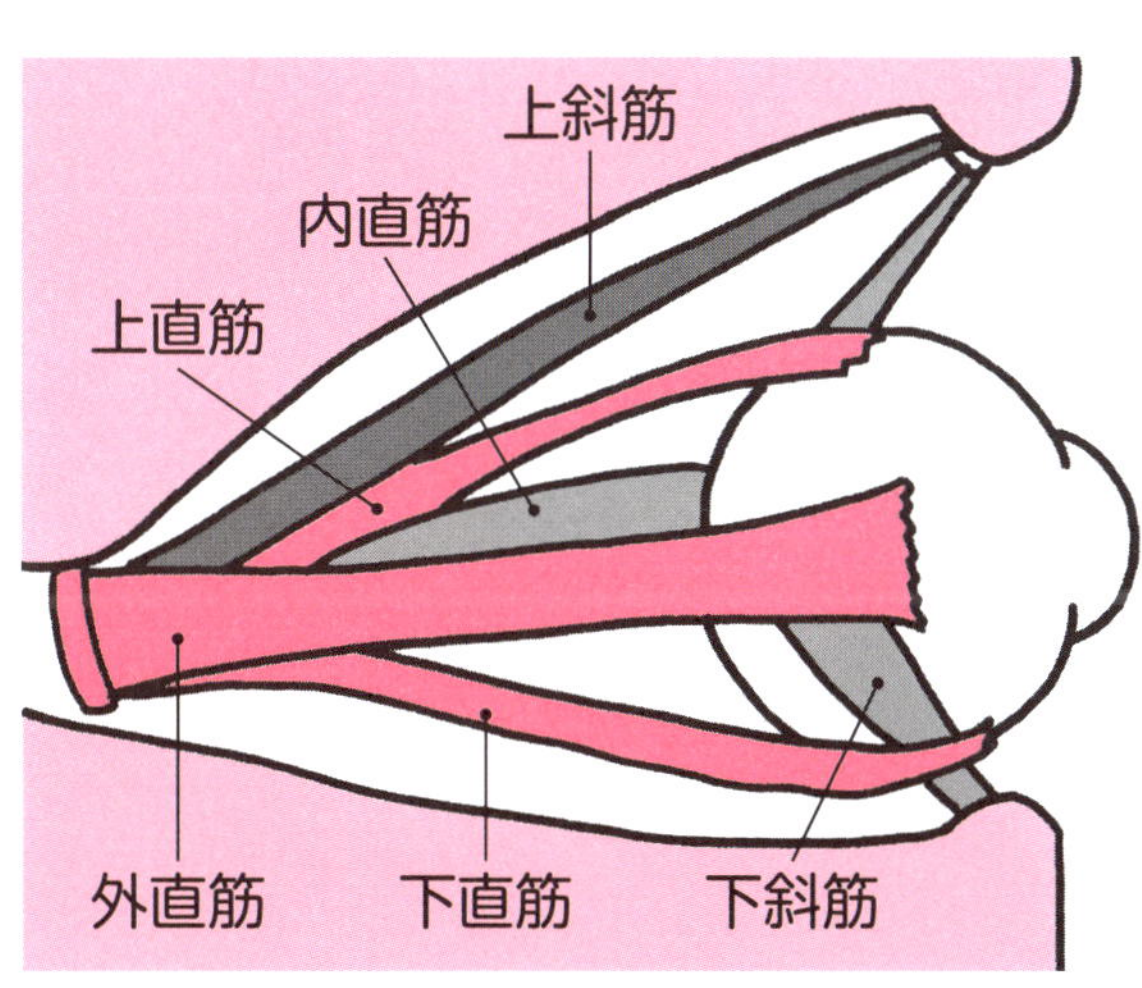

球を鼻側に寄せる「内直筋」、眼球を耳方

筋」と「下直筋」、そして眼球を回旋させるための

と6つの筋肉から構成され

とプレイ

まばたきをしてください

向に動かす「外直筋」、上下に動かすための「上直

「上斜筋」「下斜筋」という、合わせ

ています。ディ

画面を見続ける生活で、最もこわばってしまいのが内眼筋の中のピント調節をしている毛様体筋です。それらに目を中央に寄せて画面を凝視するよう働く内直筋もオーバーワークぎみ

まばたきをしてください

がちです。

二の腕を曲げると力こぶの筋肉だけでなく、腕の裏側の筋肉も動くように、目の筋肉もお互いに影響し合っています。そのため、内眼筋と外眼筋はバランスよく刺激してあげることがとても大切です。この本でご紹介する「メジトレ」は、内眼筋（毛様体筋）を鍛えるだけでなく、斜めを見たり目を回旋させたりして、6つの外眼筋もあわせて刺激し、総合的に目の体力を底上げしていきます。

「メジトレ」で大人の視力低下をくい止める

近視の進行は、通常20代後半までといわれています。でも、さまざまな調査によると、20代よりも30代、40代、そして50代と年

まばたきをしてください

齢を重ねるほどに、メガネやコンタクトレンズなど、なんらかの手段で視力を矯正している人が多くなります。

　ではなぜ、見える力が定まった20歳を過ぎてからも、どんどん視力が落ちる人が増えているのでしょうか？

　それは、なんといってもスマホやパソコンなどの画面を見続けることで、目に大きな負担をかけているからです。

　一日中、ほんの数十㎝ほどの距離にある小さな画面を凝視していると、目の筋肉は緊張したままこり固まります。その状態で遠くを見ようとしても、ピントを調節する筋肉がこわばっているため、瞬時に切りかえられなくなります。この腕を鍛えるつもりで、ダンベルを握りしめ－ずっと力こ

まばたきをしてください

ぶをつくっている様子を想像してみてください。

一日中力こぶをつくり続けていたら、筋肉は極度に疲労し、すぐには腕をスムーズに動かしにくくなるでしょう。ただ、そのときは腕の曲げのばしがしにくくなっても、疲労が回復すればもとに戻ります。

視力も同じように「遠くが見えない！」と、あわててメガネやコンタクトレンズの度数を上げなくても、その前にできることがあるのです。

重いウエイトを持ち上げて筋トレをがんばったあとは、疲れてこり固まった筋肉をストレッチでほぐしてあげることが大切です。目のまわりの筋肉も同じです。ディスプレイ画面を見つめてこわばった眼筋を「メジトレ」でほぐしてあげれば、よい状態を維持することができます。その結

まばたきをしてください

果、柔軟にピント調節ができるようになり、「衰えた」と考えていた視力が戻る可能性もありますし、「近くの細かい文字が見づらい」などの老眼の症状が起こるのを遅らせることもできるのです。

セルフケアで
もっと目を大切に！

目は、1分間におよそ20回のまばたきをします。1時間で1200回、1日16時間起きているとしたら1万9200回も

まばたきをしてください

まばたきをします。

それだけの回数をまばたきしながら、さらに私たちの目は、涙によって、目に入った異物や細菌を洗い流したり、目の表面の細胞に酸素や栄養を送ったりと休みなく働いています。

また人間は、およそ8割の情報を目からとり入れているといわれています。

見えにくくなったり、目の機能が衰えたりしたら、日常生活で大いに困ることになるでしょう。

多くの人は「命にかかわらないから」と、目のトラブルを軽視しがちです。

みなさんは「最近、よく風邪をひくなぁ」と感じたら、早めに寝るように心がけたり、ビタミンCのサプリを飲んだりしませんか？

また、座りっぱなしで腰が痛くなったら、姿勢に気をつけたら、ムッサ

まばたきをしてください

ージに行ったりしますよね。

同じように眼精疲労が蓄積して、視力低下やスマホ老眼の症状があらわれる前に、目もできるだけのケアをしてあげてほしいのです。

実は、眼精疲労を治す特効薬はありません。メガネやコンタクトレンズの度が合っていない、または白内障などといった隠れた原因があれば、それらを改善すれば多少の治療効果が期待できるでしょう。

でも、多くの現代人の目のトラブルの原因といわれている眼精疲労は、セルフケアが大きな効果を発揮します。

そして、自分でできる最も簡単な目を守る方法が、この本でご紹介するメジック流眼筋トレーニング「メジトレ」なのです。

遠くを

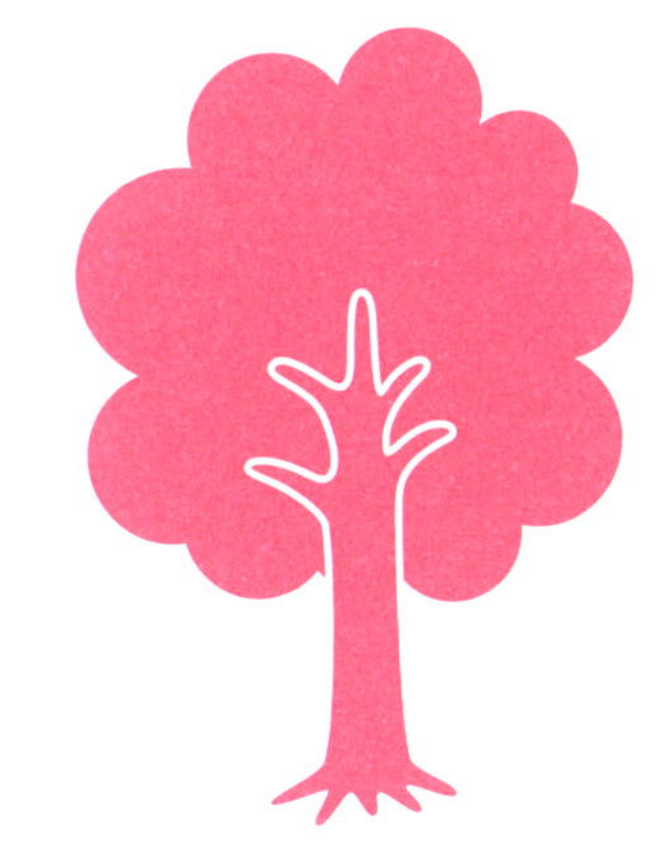

見てください

COLUMN 2

いきなり100kgのウエイトを持ち上げられる人はいない

筋力トレーニングでは、筋肉に負荷をかけて成長させます。

ただ、いくら「筋肉を育てたい！」からといって、いきなり100kgのウエイトを持ち上げようとしても、正しく筋肉に刺激を与えられないだけでなく、ケガや故障の原因になります。

筋トレを始めるときは、まずは1kgや2kgの軽めのウエイトからスタートし、少しずつ重量を上げていきます。

筋力の向上に伴い負荷を上げていくことで、無理なく育てることができるのです。

この本でご紹介しているメジックジム流眼筋トレーニング「メジトレ」も同じです。

「最近、老眼の症状が出てきた！」

「目が疲れると、頭が痛くなる……」

といった症状があるからといって、ぐりぐりと限界まで目を動かしたり、最初から1日に何度も何度もくり返したりなどと、急に大きな負荷をかけないようにしましょう。

まずは、1日1回「気持ちいい」と感じるところからスタートしてください。

人によっては、それまでずっと画面を見つめてばかりの生活から急にトレーニングを始めると、たった1回でもこわばっていた筋肉が引っぱられて痛みを感じることがあるかもしれません。

でもそれは、ずーっと同じ姿勢でこり固まっていた肩や腰をストレッチしたときに、突っぱるように感じるのと同じです。

少しずつでも動きに慣れさせていけば、筋肉がほぐれてスムーズに動くようになります。

1回ではもの足りなくなり、

「もうちょっとやってみようかな？」

と感じたら、できる範囲で回数を増やしていきましょう。

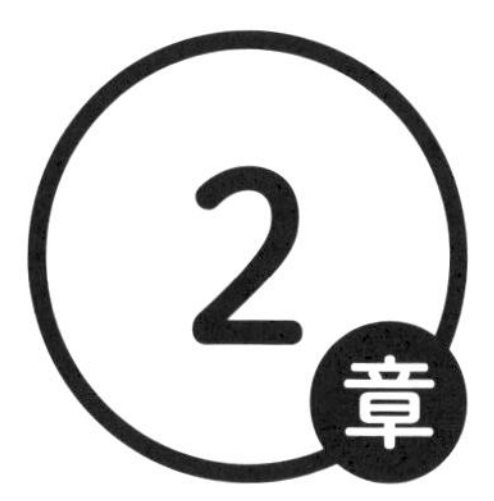

「ドライアイ」の症状は「乾き」だけじゃない！

この章では、各ページの一部の文章が横に流れたり輪っかをつくったり、波打ったりしており、ときには逆さまになったりしています。また、文字が大きくなったり小さくなったり、文字の色が薄くなったりすることもあります。本や頭を傾けたり動かしたりせずに、変化を楽しみながら読み進めていきましょう。

眼精疲労の
もうひとつの原因が「ドライアイ」

眼精疲労の最大の原因は「眼筋の疲労」、つまり眼筋のこりです。でももうひとつ、眼精疲労を悪化させる大きな要因があります。それが「ドライアイ」です。「ドライアイ＝単なる目の乾き」と考える方が多いのですが、実はドライアイは、目の健康を損なう重大な原因のひとつなのです。

ドライアイになってあらわれる症状は人によってさまざまです。

ドライアイはデリケートな目の表面のトラブルなため、いろいろな形で違和感としてあらわれます。

ここであなたの、ドライアイの可能性をチェックしてみましょう。

ドライアイ チェック

□ 目が疲れやすい
□ 目が痛い
□ 目がゴロゴロする
□ 目がかゆい
□ 目が重たい
□ 目が乾いている
□ 白っぽい目ヤニが出る
□ 理由がないのに涙が出る
□ モノがかすんで見える
□ 白目が充血しやすい
□ なんとなく目に不快感がある
□ 光をまぶしく感じる
□ 目がシバシバする
□ コンタクトレンズがズレやすい
□ コンタクトレンズがはりつく

3つ以上あてはまったら、ドライアイである可能性が高いといえます。5つ以上チェックがついた人は、ドライアイの可能性が非常に高いといえるでしょう。

もうひとつ、テストしてみましょう。

部屋の中で壁に貼ってあるカレンダーやポスターを、まばたきをせずに見つめてください。

10秒間、目を開けていられなかった人は、ドライアイの可能性が高いといえます。

ドライアイとは「涙の膜」がデコボコになること

ここで、そもそもドライアイとはどんな状態なのか、簡単に説明しましょう。ドライアイとは、涙の異常により、目の表面の健康が損なわれる病気です。

ドライアイには、大きく分けて2つの状態があります。

ひとつは、涙の量が減ってしまう「量的な異常」、もうひとつは、涙の性質や涙を保持する力が変化する「質的な異常」です。

近年、パソコン作業が多いオフィスワーカーやコンタクトレンズユーザーを中心に増えているのが「質的異常」のひとつである、「BUT短縮型ドライアイ」です。

「BUT短縮型ドライアイ」は、涙は分泌されても目の表面で涙が、とどまらずにすぐに乾いて

まばたきをしてください

しまりタイプのドライアイです。涙は、か弱い目の表面を守るベールのように

な役割をしています。それなのに、涙の量が減ったり構造が乱れたりすると、目の表面のところどころに

まばたきをしてください

「ドライスポット」という乾燥した部分があらわれて、断面的に見ると目の最表面である「涙の膜」はデコボコになります。すると、ゴロゴロ感や見えにくさなど、さまざまな症状を生じてくるのです。

正常な目

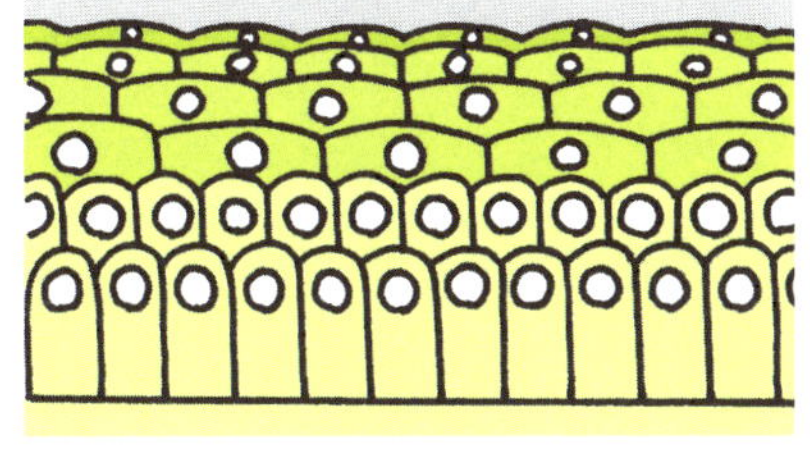

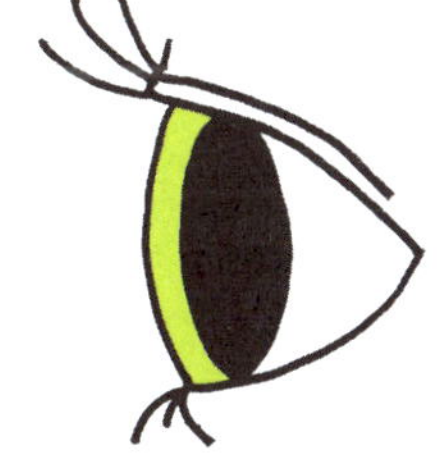

ドライアイの目

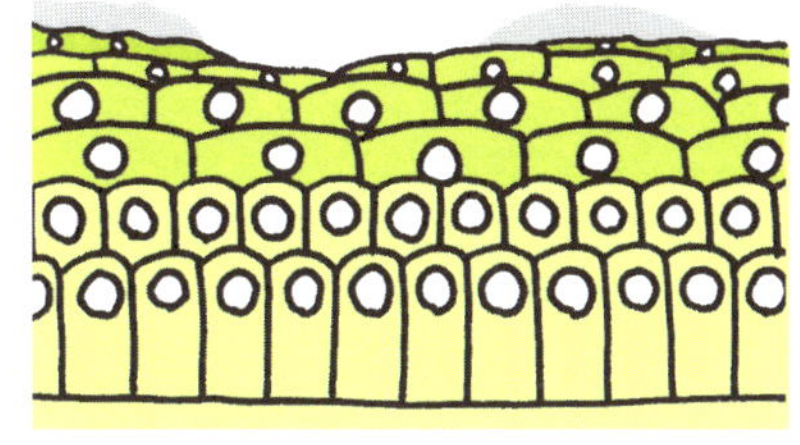

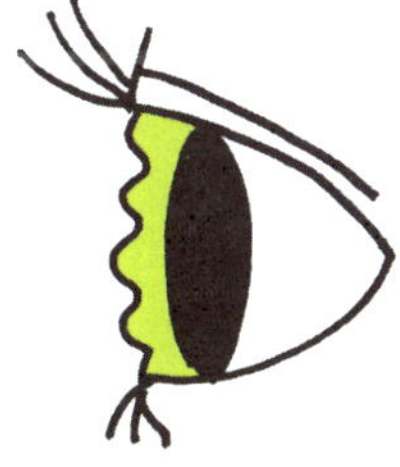

また、乾いて傷つきやすくなった部分には、傷や障害が生じやすくなります。

では なぜ、涙の量が減ったり質が変化したりすることが、眼精疲労の大きな原因となるのでしょうか。

それは涙の膜が目の表面をまんべんなく覆っていると、外の光を均一にとり込むことができます。ところが、涙の膜がデコボコになると光が正しく目に入らず、目の中で正しい像を結べなくなり、ものが見えにくくなります。

そして、一生懸命に焦点を合わせようとして、疲れ切ってしまうのです。

優秀な目の保護膜、涙が乱れる2つの理由

私たちの目の表面は、角膜（黒目の部分）と結膜（白目の部分）からなり、どちらも外側は傷つきやすい粘

膜のため、涙の薄い層が表面を覆って保護しています。涙は2層になっていて、液体の上を油分が覆うことで蒸発を防いでいます。さらに涙全体に含まれるムチンという、うなぎやドジョウのカラダの表面などにも存在するネバネバ成分が、涙を目の表面にとどめてくれ、また目とまぶたの摩擦を和らげているのです。

また涙には、目の表面に酸素や栄養を送り届けるという役目もあります。

このとても優秀な目の保護膜が乱れてデコボコになってしまうのには、大きく2つの理由があります。

①涙の量が減る

目は乾いたり刺激を受けたりすると、涙を分泌して保護膜を安定させようとします。ところが、加齢やほかの病気、または服用している薬の副作用などの影響で、十分な涙が分泌されなくなることがあります。「シェーグレン症候群」という涙腺が破壊され、涙がほとんど出なくなり、強いドライアイの症状を引き起こす自己免疫疾患もあります。

②涙の層が壊れる

涙が蒸発しないように表面を覆っている油の層があります。

この脂を分泌しているマイボーム腺の機能が低下してしまうと、涙の蒸発が加速します。

また涙と目の表面を結びつける働きをしているムチンになんらかの問題が起こる場合もあります。

さらに近年では、ライフスタイルの変化により、涙の層が乱れる「現代型ドライアイ」が急増しています。

その最大の原因である「3コン」について、ご説明しましょう。

「3コン」が現代型ドライアイの最大の原因

20年ほど前まではドライアイは加齢や内科疾患に関連して起こる涙の量が減って発生するタイプがメインとされていました。しかし、

「現代型ドライアイ」は、年齢やほかの病気によるものより、生活環境が大きく影響しています。

現代型ドライアイの原因、トップ3は「3コン」、つまり、パソコン、エアコン、コンタクトレンズといわれています。

私のクリニックに通う方たちを見ていると、「3コン」の環境にいることが多いオフィスワーカーは、ほぼ全員がドライアイです。

パソコンやタブレット端末、スマホなどの1つ目の「コン」のディスプレイ画面に集中していると、まばたきの回数は1分間にわずか5〜6回に激減し

ます。一般的なまばたきの回数は、1分間に20〜30回ですから、4分の1にまで減ってしまうのです。まばたきには、目の表面に涙を行き渡らせる働きがあります。

そのため、まばたきをせずにパソコンやスマホ、そしてゲームやテレビの画面を1日の平均で4時間以上見る人は、ドライアイまっしぐらだといわれているのです。

また、2つ目の「コン」であるエアコンが常にきいた部屋は、空気が乾燥しています。一般的に、室内の適正な湿度は40〜60%といわれています。ところが、空調がきいたオフィスでは、湿度が30%以下の場合もめずらしくありません。

さらに、空調の風を直接、顔に受けると涙が蒸発してしまい、目がパサパサに乾いてしまいます。

3つ目の「コン」であるコンタクトレンズは、涙の上に浮かんで視力を矯正するものです。ところが、レンズはただ浮かんでいるだけでなく、レンズが乾燥し始めると、涙を吸収して涙の層を薄くしてしまいます。レンズの長期・長時間装用は、ドライアイの大きな原因となるのです。

ドライアイとは上手につき合っていく

眼精疲労を治す特効薬がないように、残念ながらド

ライアイにも「これをつければすぐ治る」薬はありません。であれば、上手につき合っていけるだけ悪化させないように、自分でケアをしてあげてほしいのです。眼科でのドライアイの治療は、点眼薬が中心です。

以前は、涙を補う目的で、人工涙液とヒアルロン酸の目薬が使われていました。また重症例では涙の出口をふさぐ「涙点プラグ」などの治療が積極的に行われていました。でも、2010年ごろからは、ムチンと水分を増やす作用があるものと、ムチンを増やし目の表面を修復する作用がある2種類の点眼薬が登場し、これまでの点眼薬で効果がなかった患者さんの症状も、ずいぶんと改善できるようになりました。

パソコンやスマホ、そしてコンタクトレンズの普

及、まだ空調の管理がこの「3コン」で、私たちの生活はひときわ快適になりました。しかし、目にとっては、決

まばたきをしてください

していい環境とはいえません。ドライアイについて治療法を選択できる時代になってきたとはいえ、セルフケアは重要です。

エアコンの風を直接、浴びないようにする。加湿器を使う。コンタクトレンズは装用時間が短くなるように気をつけ、週末は使用をお休みする。パソコンやスマホと目の距離を調整するなど、「3コン」についての自宅でできるケアについては、4章でご紹介していきます。

また、ドライアイはメタボリックシンドロームやうつ病との関係が報告されています。なので、食

生活、運動不足、ストレスなど、ライフスタイルを見直すのも効果的です。ドライアイを悪化させる要因を少しでも減らし、「視生活」の質（Quality of Vision：QOV）を落とさないようにコントロールしていきましょう。

遠くを

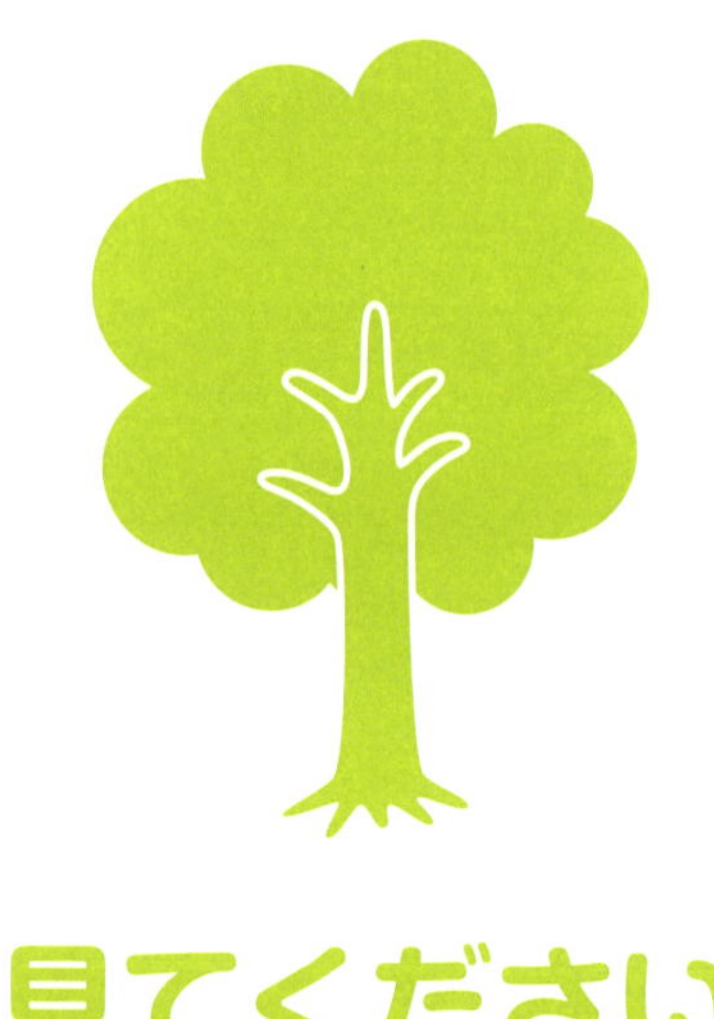

見てください

COLUMN 3

もしかしたらドライアイではなく「眼瞼痙攣」かも!?

「ドライアイの治療を受けているのに、全然よくならない」

という人をよく調べてみると、ドライアイではなく「眼瞼痙攣（がんけんけいれん）」だったということがあります。

眼瞼痙攣とは、脳からの情報伝達が不調のためにまぶたがきちんと開け閉めできなくなる病気と考えられていますが、詳しい原因はまだわかっていません。

初期症状が「まぶしさを感じる」「目を開けているのがつらい」「目がしょぼしょぼする」などとドライアイと似たものが多いため、間違えることも少なくありません。

ちなみに、虫が這うようにまぶたがピクピクするのは、ミオキミアといって睡眠不足やストレスが原因で起こることが多く、自然に治っていきます。

次ページでは眼瞼痙攣かどうかをチェックするテストをご紹介しましょう。

COLUMN 3

眼瞼痙攣まばたきテスト

1 できるだけ素早く、軽いまばたきを10秒間行います。

リズムよく30回以上まばたきができた	0点
途中でつかえたりして30回以上はできないが、だいたいできた	1点
リズムが乱れたり、強いまばたきになったりなど、速く軽いまばたきそのものができない	2点

2 眉毛を動かさずに軽い歯切れのいいまばたきをゆっくり行います。

眉毛を動かさないでできた	0点
眉毛が動き、強いまばたきになる	1点
ゆっくりしたまばたきができず細かく速くなってしまう	2点
まばたきそのものができず、目をつぶってしまう	3点

3 強くまぶたを閉じ、素早く目を開ける動きを10回行います。

10回、問題なくできた	0点
素早く開けられないことが1～2回あった	1点
目を開ける動きがゆっくりしかできなかった	2点
10回続けてできない、もしくは目を開けること自体が困難	3点

3つのテストの合計点を見てみましょう。3点以上になった場合、あるいは3点以下でも気になる症状があったり、ドライアイの治療でも改善しなかったりする場合は、一度医師の診断をあおいだほうがいいでしょう。

0点	**眼瞼痙攣ではない、もしくはごく軽症**
1～2点	**軽症眼底痙攣**
3～5点	**中等症眼瞼痙攣**
6～8点	**重症眼瞼痙攣**

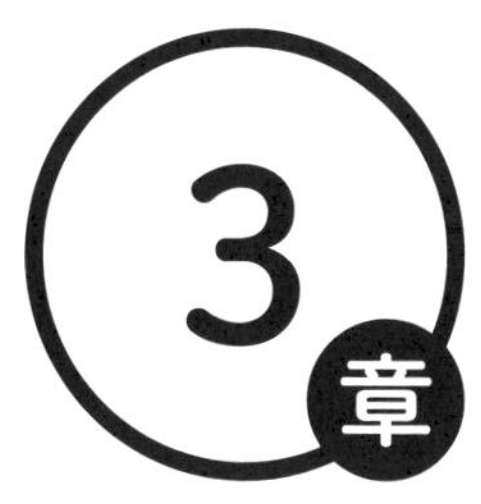

「メジックメソッド」で眼筋トレーニング！

この章では、「メジックメソッド」で眼筋トレーニングと眼筋ストレッチをしていきましょう。外眼筋と内眼筋を鍛えて、眼精疲労の最大の原因である目の筋肉のこりを解消していきます。日常生活でできるものばかりなので、ぜひ実践してみてください。

「メジトレ」について

では、いよいよここから眼筋のこりをやわらげて、視力低下やスマホ老眼などを防ぐ「メジトレ」をご紹介していきましょう。

スマホやパソコンなどの電子機器が発達した現代では、多くの人は「自分のまわり50㎝程度」の距離にあるものしか見ていません。

朝起きて、目覚ましがわりのスマホの画面を見る。身支度をしたり食事をしたりするときも、テレビやスマホを見ながらの人は多いでしょう。外出するときに、電車の案内板を見たり、車を運転する人であれば、まわりの状況や信号を見るのが唯一といっていいほどの「遠く」なのではないでしょうか。

それは実は、人類史上で起きたことがない、とてもめずらしい状況だといえるのです。

広い草原や地平線に連なる山々などの遠くを見ることが当たり前。そして、近づいてくる敵をできるだけ遠くで見分けることが、命にかかわっていた時代と、私たちのカラダの構造は変わっていません。

一日中、パソコン、スマホ、テレビ、ゲームなどの画面を見つめっぱなしの生活は、目にとってつもなく負担をかけていると知ってほしい。

そして「メジトレ」を行い、目を大切にしてあげてほしいのです。

眼精疲労は日々の目の疲れが蓄積して起こります。パソコンやスマホなどのディスプレイ画面をしょっちゅう見る方は、デスクでひと休みするときに行うなど、毎日のリズムにとり入れて習慣化してしまうといいでしょう。また、１日に行う回数に制限はありませんので、「目が疲れた」と感じるときは多めに行い、回復を促してあげましょう。

トレーニングのやり方のあとに「夕方になってものがダブって見える」「目がかすむとき」「パソコンやスマホをたくさん使った日に」「老眼対策」「目が乾燥してしょぼしょぼするとき」など、シチュエーション別に効果が高いトレーニングの組み合わせもご紹介していきますので、目の状態に合わせてプラスしてください。

「メジトレ」準備編

まずは、筋トレ前にストレッチをするように、こわばった眼筋をゆっくりほぐしていきましょう。

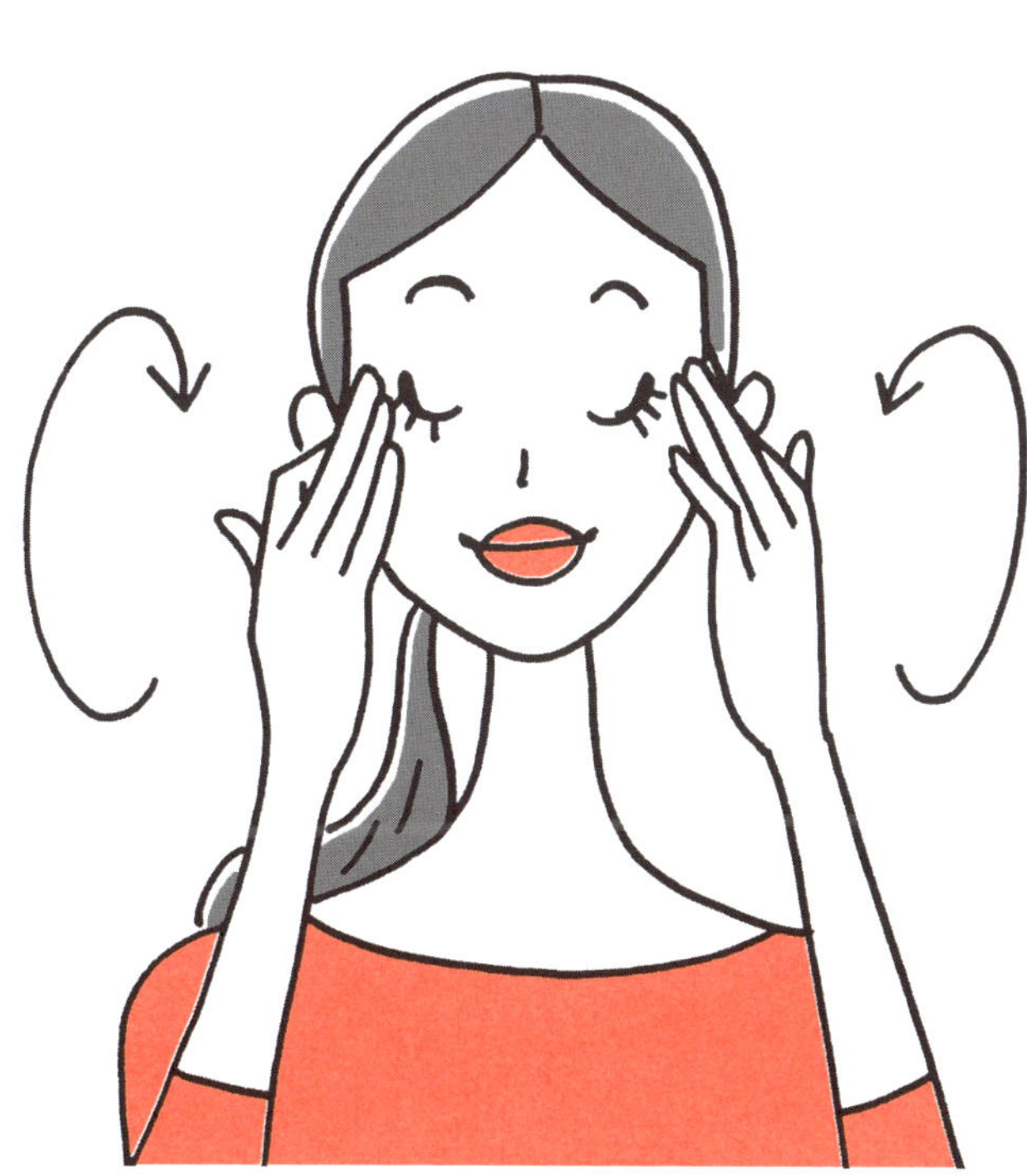

目のまわりのツボを刺激してリラックスしましょう

60秒

目のまわりには、目の疲れを解消するツボが集まっています。

代表的なツボが「魚腰（ぎょよう）」「睛明（せいめい）」「太陽（たいよう）」「承泣（しょうきゅう）」です。

「痛気持ちいい」と感じる強さで、息をゆっくりと吐きながら、それぞれのツボを2～3回ずつ刺激しましょう。

ネイルが長い方は専用ツボ押しアイテムを使用してもOKです。

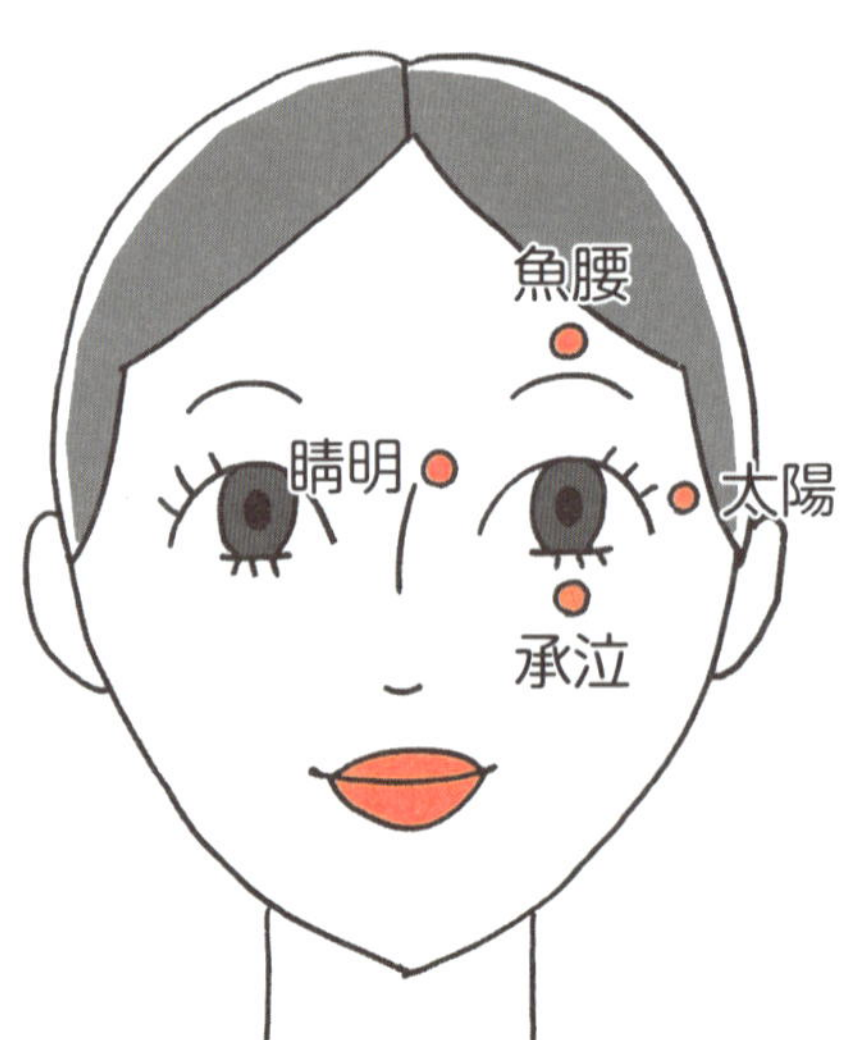

まぶたを閉じるための眼輪筋の準備体操をしましょう 30秒

次に、まぶたを開閉する筋肉のこりをほぐし、目のまわりの血流を改善して、「メジトレ」の効果を高める準備を行います。

・目をぎゅっとつぶってぱっと開けます（1回、約10秒）

↓ゆっくりまばたきをくり返します（10秒）

↓パチパチと高速でまばたきをします（10秒）

まぶたを開ける眼瞼挙筋の準備体操をしましょう

10秒

・まぶたを閉じ、片方の手で自分の額（前頭筋）をおさえ、上まぶた（眼瞼挙筋）だけの力で目を開けます（数回くり返す）

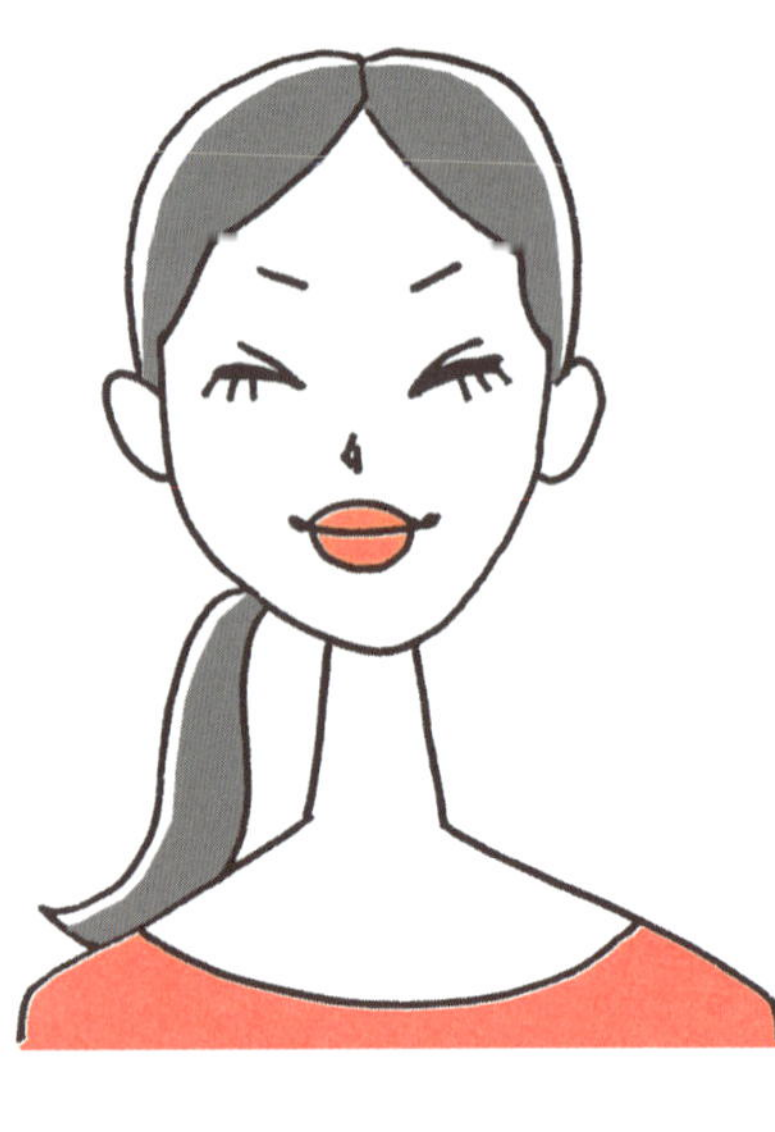

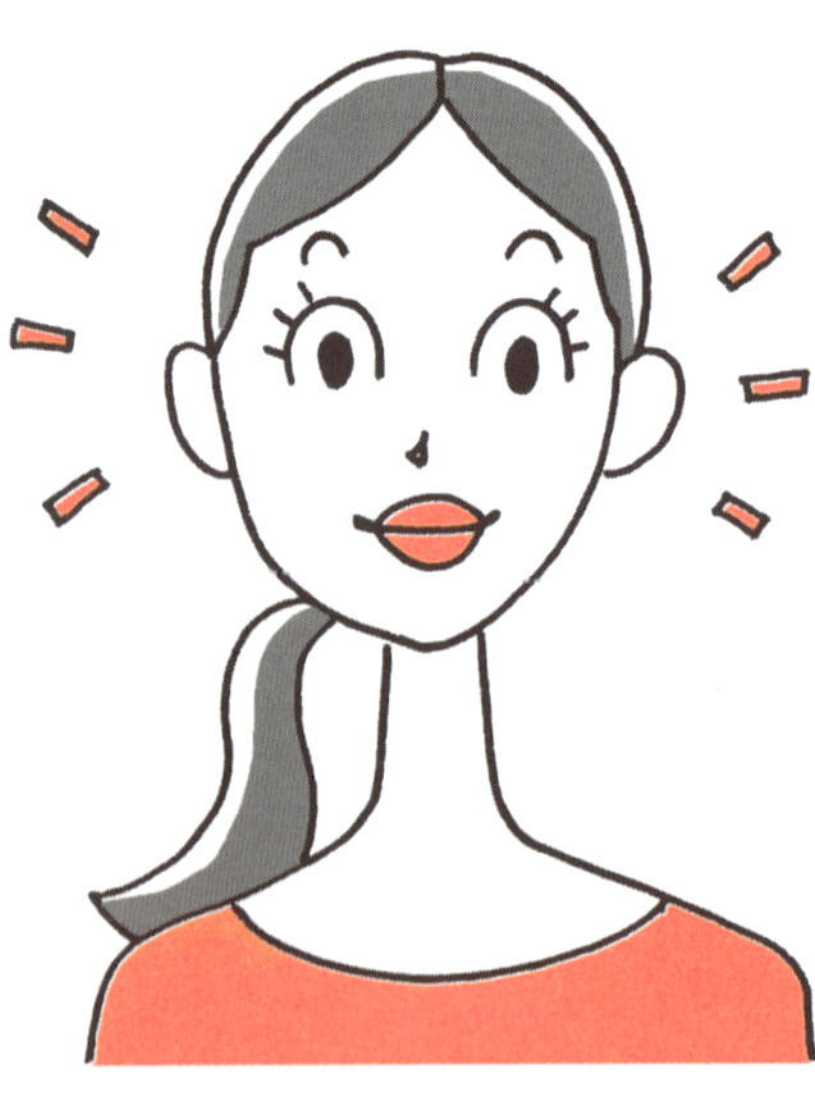

ストレッチが終わったら、上下のまぶたがしっかりくっつく質のいいまばたきをゆっくりと10秒間行い、目の表面にうるおいを行き渡らせましょう。

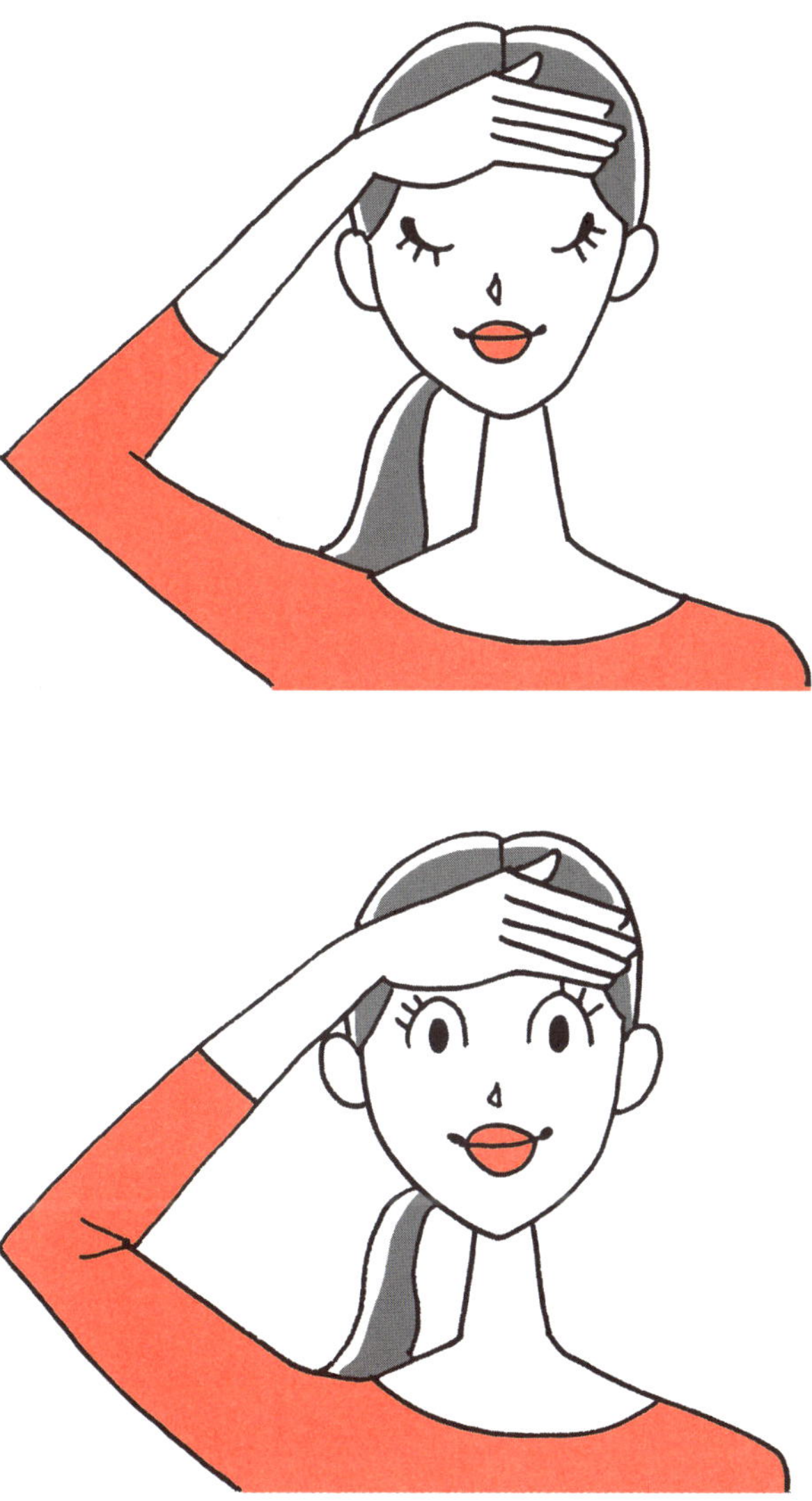

外眼筋と内眼筋を鍛える「メジトレ」3種

「メジトレ」は、とっても簡単。道具もいらず、すべて行っても3分以内に終わります。

「メジトレ」では、最小限のトレーニングで見える範囲をすべて使って、7つの眼筋をまんべんなく動かせるように考えられています。

まずは細かな目の動きをサポートしている、外眼筋から始めていきましょう。

❶外眼筋トレーニング

また、私たちの視野は、耳側に90〜100度、鼻側に約60度、上下では上に約60度、下に約70度といわれています。

私たちは、上や下、そして左右のものを見るときに、無意識のうちに首を曲げたりカラダごと向きを変えたりしてしまうため、6つある外眼筋は、運動不足になりがちです。

さらに、小さな画面を見つめる時間が長い生活で、一生懸命、視点を内側に寄せようとしてこり固まりがち。

外眼筋をほぐして血流がアップすれば、目のまわり全体の疲れがじんわりと改善されます。

①右手をまっすぐのばし、両目と同じ高さで、目と目の中心にくるように親指を立てます。

②顔は正面を向いたまま、5秒かけて顔の右側の耳の延長線上まで親指を動かし、両目でしっかりと親指の先を見つめたまま、親指の動きを追いかけます。

③次に、同じように親指の先を見つめながら、手を5秒かけて正面に

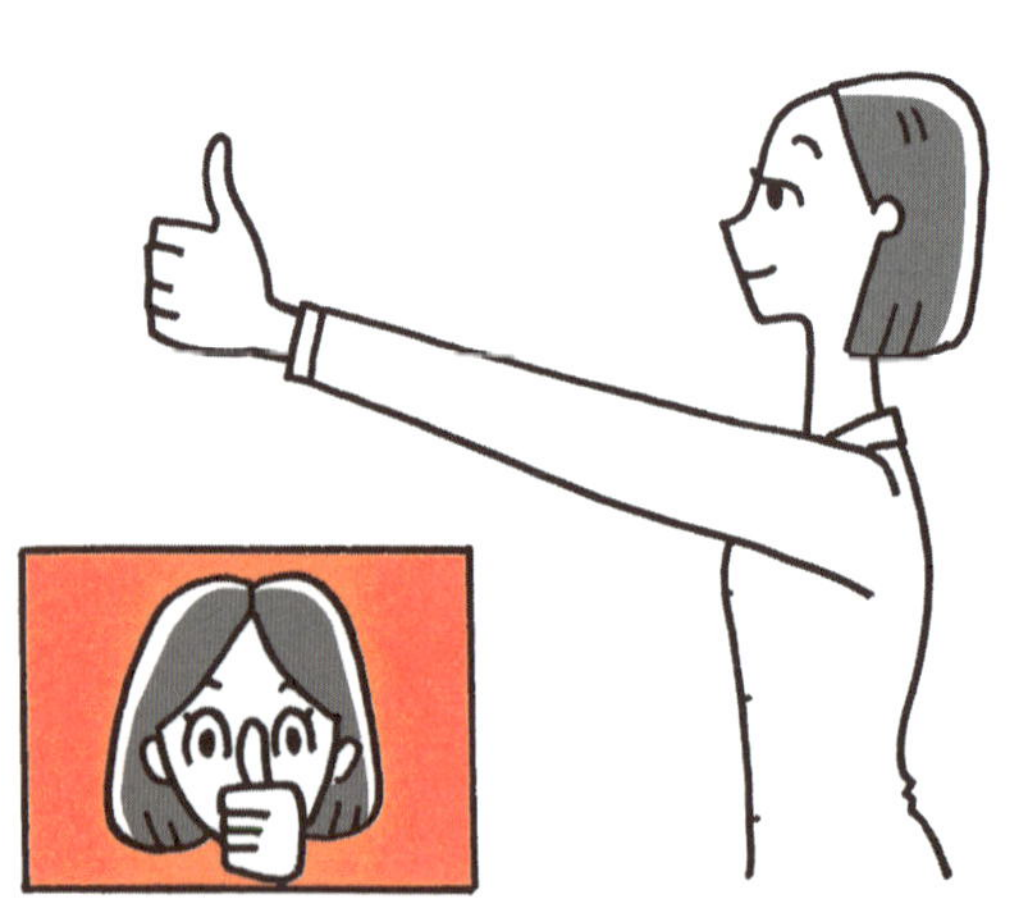

戻します。

④続いて左手で左側、さらに上と下も同じように行います。

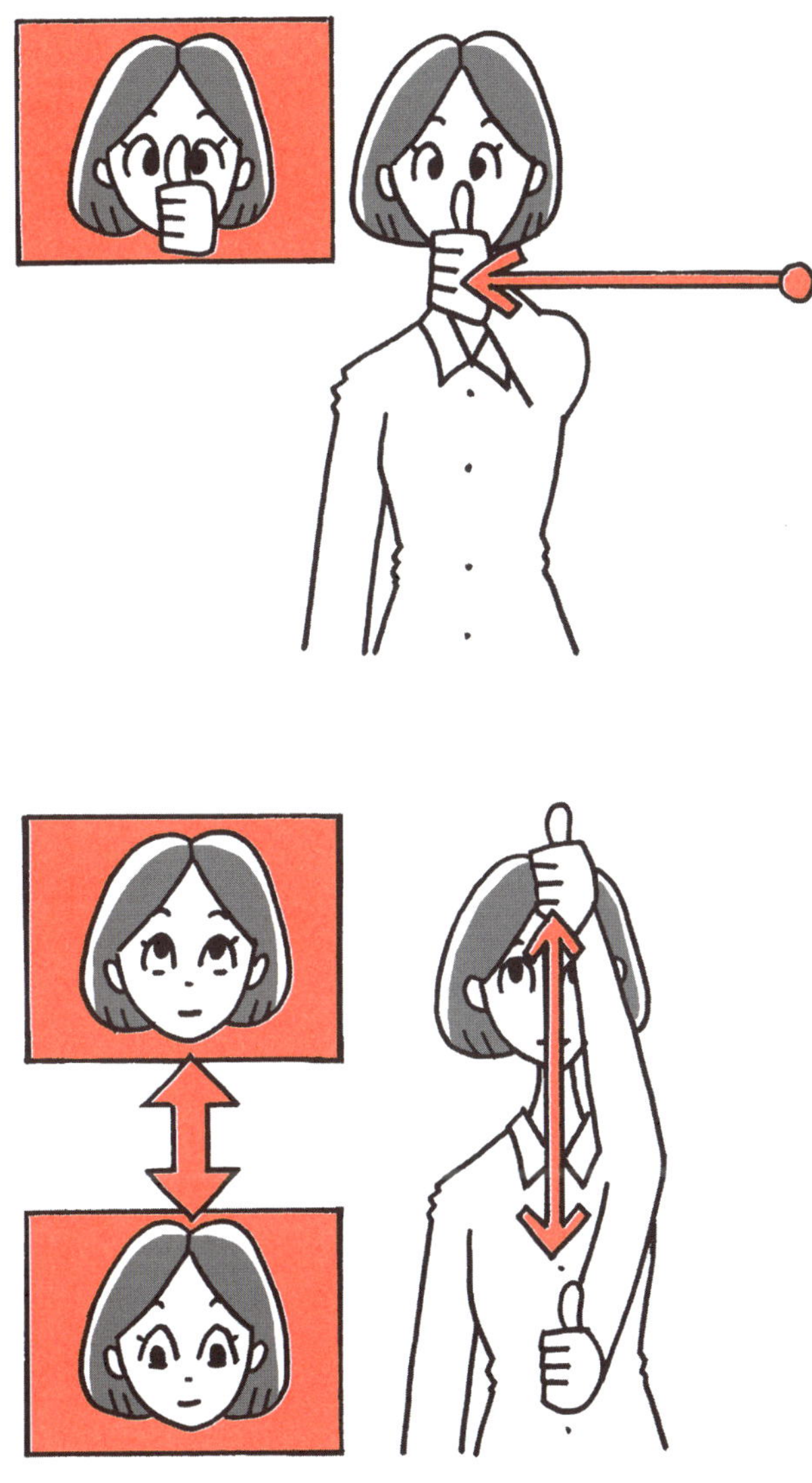

⑤手をまっすぐ上にのばして親指を立てます。その位置から、時計回りに円を描くように手をぐるりと1周させ、親指の先を両目で追いかけます。1周で20秒ほどかけてゆっくり回したら、反対回りも行いましょう。

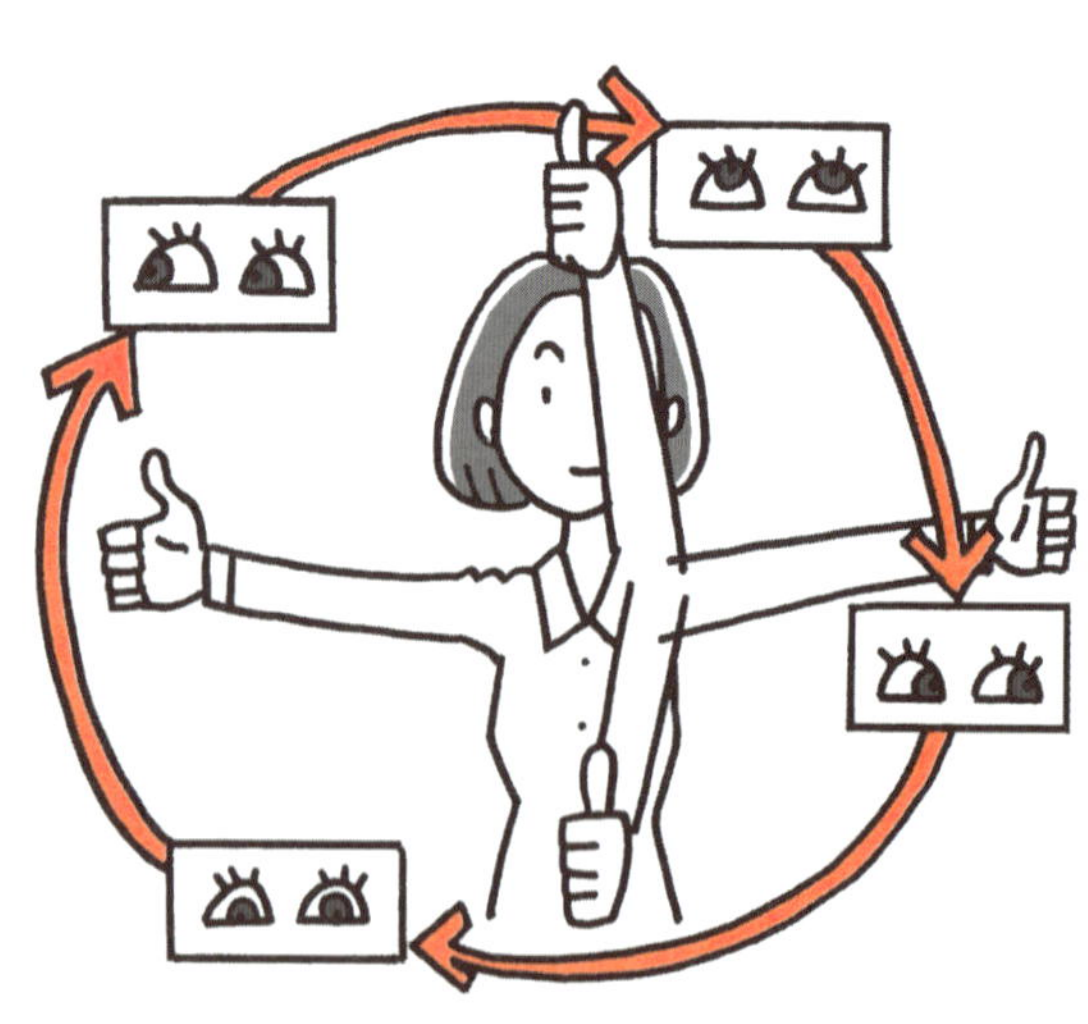

❷内眼筋トレーニング

スマホやパソコンの画面を見ているときは、ピントを合わせるための内眼筋（毛様体筋）が、常に緊張しています。

このトレーニングで、こわばりがちな内眼筋（毛様体筋）をほぐして、目をいたわってあげましょう。

①窓の外に見えるできるだけ遠くの指標を決めま

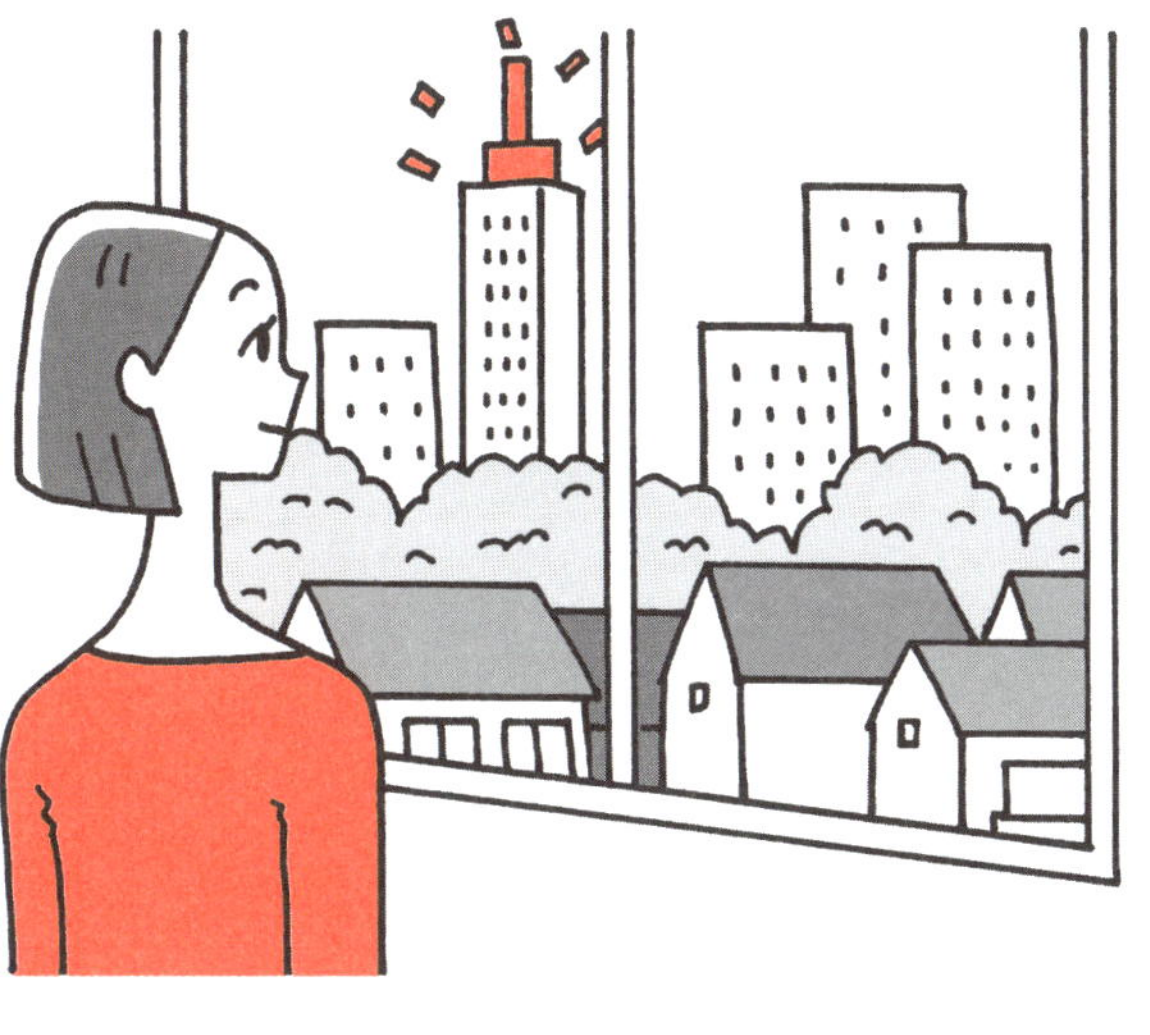

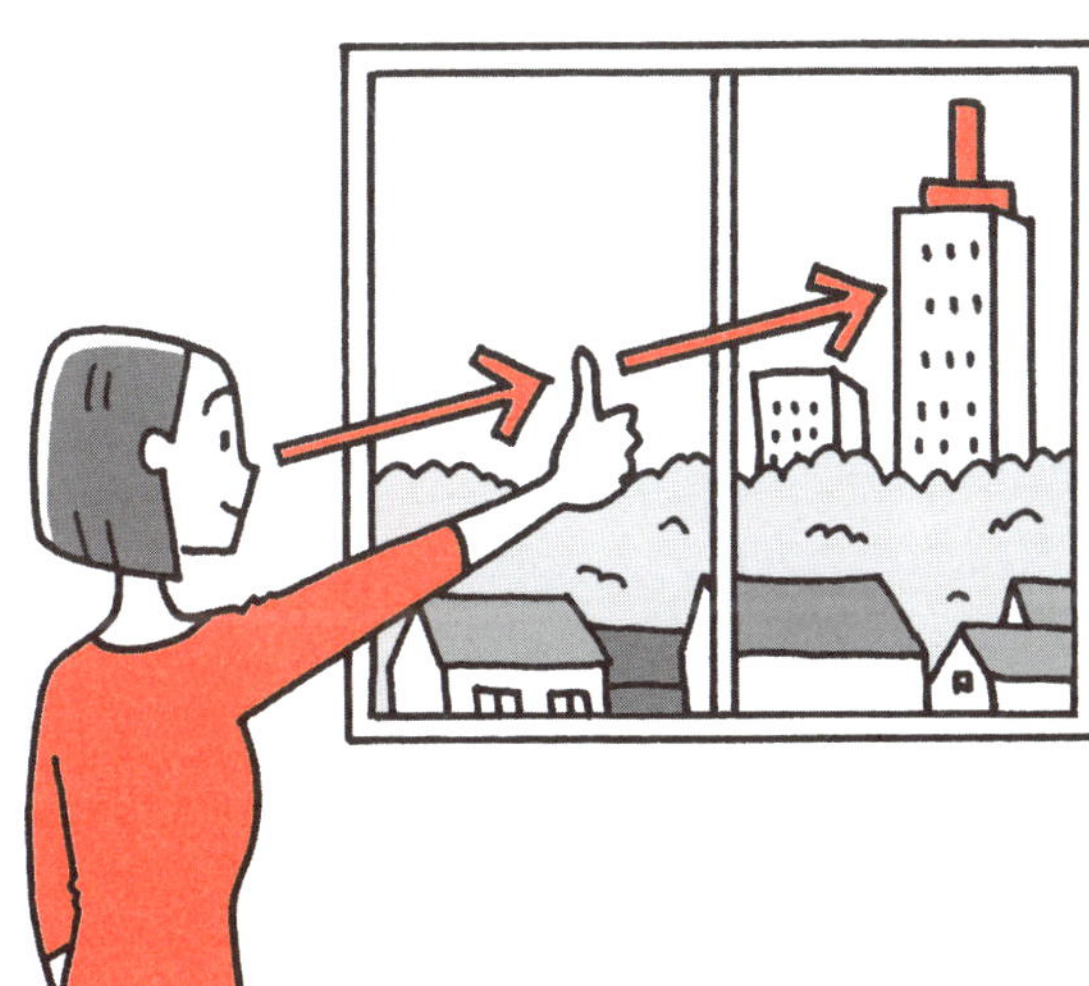

す。電柱やアンテナでもＯＫ。

②自分の顔の正面で、ちょうど①の指標と自分の目線を結ぶ線上に、腕をまっすぐのばして親指を立て、２つ目の指標にします。

③遠くにある指標を10秒間眺めましょう。まばたきはガマンしないで普通に行いましょう。次に、顔の正面に立てた親指を10秒見て、また遠くの指標を10秒眺めます。これを、数回くり返しましょう。

❸内眼筋&外眼筋トレーニング

①腕をまっすぐ前にのばし、顔の正面で人さし指を立てます。

②人さし指の先を見たまま、ゆっくりと腕を曲げ、人

さし指を顔に近づけていきましょう。最終的に、人さし指の先端が両目の間にくるまで見続けて寄り目をつくります。

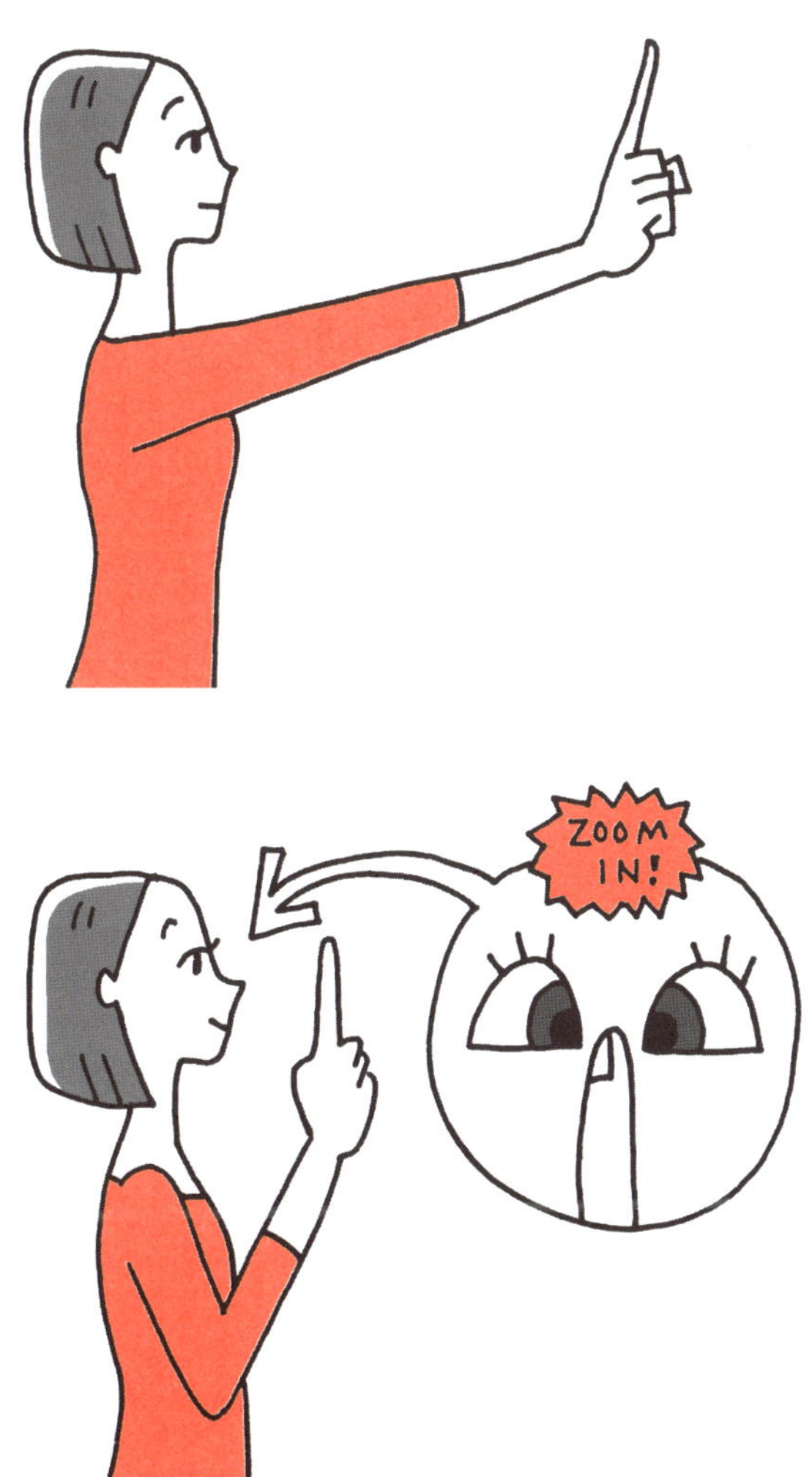

こんな悩みに「症状別トレーニング」

●朝いちばんに目をすっきりさせる

朝、目覚めたときは、目の筋肉をウォームアップして、酸素や栄養を運ぶ血液をしっかり送り込んであげましょう。

⬇「眼筋トレーニング　準備編」の、目のまわりのツボ刺激、眼輪筋の準備体操、眼瞼挙筋の準備体操を行いましょう。

●まぶたが重いとき

目を開けるための眼瞼挙筋が疲れているのかもしれません。１分間、目をつぶってリラックスしてみてください。

　また、目をあたためて血行を促すのも効果的です。目をあたためるのはとても簡単なのに、まぶたの重さだけでなく、さまざまな目のトラブルの予防につながります。

　あたためるときのポイントは「40度以上で5分以上」です。

　そのため、蒸しタオルはすぐに冷たくなってしまうので、おすすめしません。市販の使い捨てホットアイマスクや、電子レンジであたためて使いまわせるアイテムで、定期的にあたためてあげるといいでしょう。

⬇「眼筋トレーニング　準備編」の、目のまわりのツボ刺激、眼瞼挙筋の準備体操、そして❶外眼筋トレーニングを行いましょう。

●パソコン、スマホの画面を長時間見すぎたとき

目のためには、1時間スマホやパソコン作業をしたら、10分休憩をはさむのが適当といわれています。10分は難しいのであれば、せめて1時間に1分間、上下のまぶたをしっかり合わせるまばたきをしましょう。そして、なるべく遠くを見ること。理想は開けた窓から「飛んでいるかもしれない飛行機や鳥」を見つけるつもりくらい遠くですが、なかなかそのような環境ばかりではないと思うので、部屋の遠くに貼ってあるカレンダーやポスターの細かい文字でもかまいません。

⬇「眼筋トレーニング　準備編」の、目のまわりのツボ刺激、❶外眼筋トレーニング、❷内眼筋トレーニング、❸内眼筋&外眼筋トレーニングがおすすめです。

●目が乾燥してしょぼしょぼするとき

ドライアイや内眼筋の疲労が原因かもしれません。目を閉じたまま、眼球を右回り、左回りと数回ずつ回してみましょう。

また、目のうるおいを取り戻すため、口を大きく開けてあくびを促してみましょう。適度な人工涙液の使用ならかまわないでしょう。

⬇︎ ❷内眼筋トレーニング、❸内眼筋&外眼筋トレーニングがおすすめです。

●目元のクマやたるみが気になるとき

目のまわりの筋肉の緊張が続き、血流障害が起きている可能性があります。「眼筋トレーニング　準備編」の、目のまわりのツボ刺激を行いましょう。また、目をあたためて血流を促すのも効果的です。

⬇︎ ❶外眼筋トレーニングがおすすめです。

●**老眼予防**

20歳をピークに誰でも、ピント調節力は少しずつ落ちてきます。

近くが見づらくなる前に、トレーニングで衰えを予防しましょう。

⬇ ❷内眼筋トレーニング、❸内眼筋&外眼筋トレーニングがおすすめです。

●**ものがダブって見えるとき**

ディスプレイ画面などに集中しすぎて、外眼筋の中の、目を内側に寄せる内直筋が疲れている可能性が高いです。

⬇ ❶外眼筋トレーニングで、外眼筋をほぐしてあげましょう。

●「お疲れ目」を癒す

体をハードに動かすと筋肉がパンパンになってしまうように、目のまわりの筋肉も、1日の終わりには疲れてこわばっています。

涙の最表面にある脂の層は、水分蒸発を防ぐ働きをしていますが、その脂を分泌しているのがまぶたの中にあるマイボーム腺です。目をあたためることで脂の分泌を促し、さらには質もよくなります。40度以上、5分以上、1日2回を習慣づけることで、眼病予防になりますのでおすすめです。

●明日のための目の回復トレーニング

「ピンホールエクササイズ」

私たちの目は、内眼筋（毛様体筋）が、目のレンズの厚みを調整してピントを合わせています。ところが、ピンホールのようなごく小さな穴を通すと、入ってくる光が極端に減るため、レンズの厚みを変えなくても焦点が合いやすくなります。

そのため、一日中働いて疲れた内眼筋を休めることができるのです。

①両手の親指と人さし指の先端を合わせ、小さなダ

イヤの形をつくります。

②そのダイヤの形の穴から、片目で部屋の中の景色を1～2分ぼんやりと眺めましょう。このとき、できればメガネやコンタクトレンズははずして行います。

③反対の目でも同じようにやってみましょう。

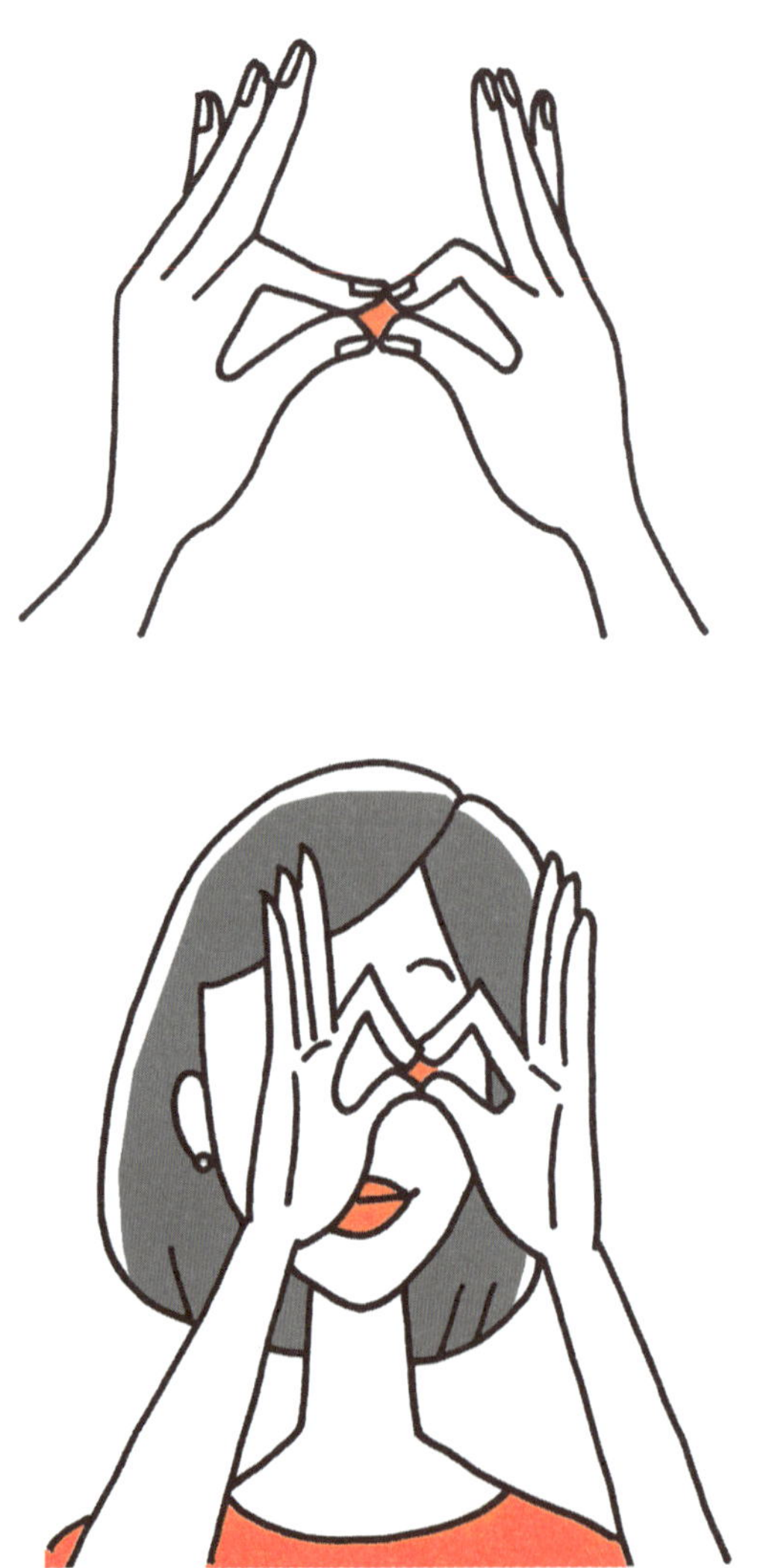

遠くを

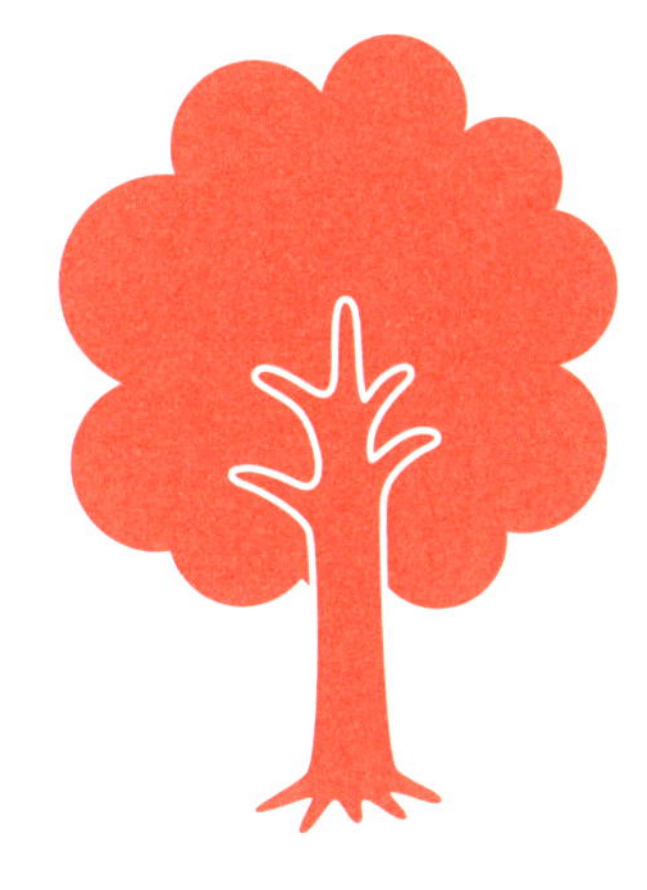

見てください

COLUMN 4

白目が充血？ 出血？ トレーニングのしすぎかも!?

筋トレをしていると、終わったあと気づくと青あざができていることがあります。知らない間にダンベルなどにぶつけていることもありますし、ハードなトレーニングで内出血を起こす場合もあります。

「メジトレ」でも、ごくたまに白目が赤くなる人がいます。

目が乾いているときは、まぶたの裏側と白目の間の摩擦が増しています。そんなときに無理して目を動かすと、白目の下にある血管までつられて引っぱられて切れてしまい、出血する可能性があるのです。

白目が赤くなると、大変なことが起こっているように思い、あわてて眼科を受診する人が少なくありません。

目が乾いているときに、はりついたコンタクトレンズを強引にはずそうとすると、白目部分が一緒に引っぱられて出血してしまいますが、これも同じ原理です。

ただ、筋トレのあとのあざと同じで、白目の充血は一時的であり、出血は自然と吸収されて回復しますから心配しなくても大丈夫です。「メジトレ」もコンタクトレンズの使用も中止する必要はありません。

ただし、切れた血管が修復するまでには2〜3週間を必要とします。その間は再出血しやすいため、目を乾かさないようにし、まぶたと結膜の摩擦を極力減らすことが大切です。

特に、コンタクトレンズを使用している人は、はずすときに目薬などで十分にうるおして、レンズと目の間に水分の膜をつくり、コンタクトレンズをふわっと浮かべてからはずすように心がけるといいでしょう。

ただし、あまりにも出血の量が多いときは、血管修復を助ける内服薬もあるので、眼科への受診をおすすめします。

また白目部分は「結膜弛緩症」といって、皮膚同様、年々たるんできます。それが出血の原因となることもありますので、同じ場所ばかり頻繁に出血する方は手術で結膜を切除する必要があるかもしれません。

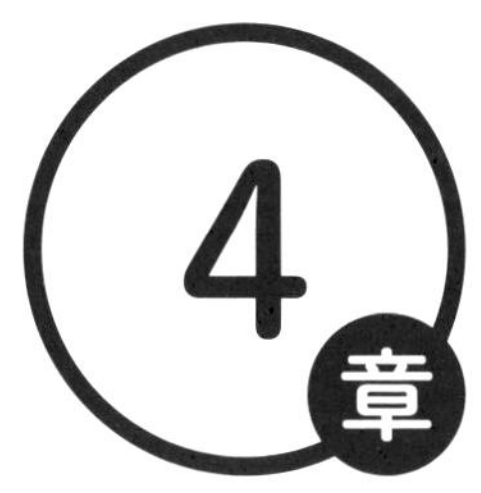

セルフケアで目をいたわる！

この章では、文字の大きさが極端に大きなものから始まり、少しずつ小さくなります。そして最後には、あまり見ることがないほどの小さな文字になります。目のセルフケアの方法を知りつつ、眼筋のトレーニングもできるので、最終的に小さな文字もラクラク読めるようになるのが目標です。

月に1回のパーソナルトレーニングより毎日の家トレ⁉

1カ月に1回、パーソナルトレーナーと一緒に、ハードなトレーニングをする。

プロに姿勢や動きのアドバイスをもらい、そばについて追い込んでもらえれば、とても効果があるでしょう。でも、1カ月（31日）のうち、残り30日、何もしないで家でゴロゴロしていたら、筋肉はなかなか育ちません。

こまめにカラダを動かしたり、週に何度か家でスクワットを行ったりなどと自主トレーニングを心がければ、30日間何もしないでいるよりも、スムーズに理想のカラダに近づくでしょう。

目の健康についても同じです。月に１回、眼科で診察をして目薬をもらっても、そのほかの時間は、目のことは気にせず、スマホやゲームばかりでは、なかなか目の状態はよくなりません。

まずは「メジトレ」をはじめとして、ここでご紹介するセルフケアを、できることから少しずつ試してみましょう。

この章でご紹介するセルフケアは、私が患者さんにすすめて効果が高かったものを集めています。

目の不調をいつも感じている「お疲れ目」のみなさんにはぜひ試してもらいたいことばかりです。

ただ、すべてを毎日、きっちりと行う必要はありません。

やりやすいこと、できそうなことからスタートしましょう。

たまにサボってもいいのです。

また「やってみよう」と思ったときに、いつでも再開してください。

少しずつでも続ければ、必ずなんらかの効果を感じるはずです。

「あれ、今日は充血していない」

「最近、頭が痛くならないかも!?」

などと、ちょっとした変化を感じたら、少しずつできることをプラスしていきましょう。

スマホ

ブルーライトカットモードに設定する

スマホの小さな画面からは、想像以上に強い光が発せられています。

光は波長が長くなるほど赤に近づき、短くなるとブルーに近づきます。なかでも特に、波長が短いブルーライトは高いエネルギーを持っているため、目がとても疲れやすいのです。

そのため、ほとんどのスマホではブルーライトを軽減する機能が備わっています。少しでも目の疲れを軽くするために、スマホはブルーライトをカットする設定で使用しましょう。

ブルーライトをカットすると光の青色が薄くなり、黄色っぽい画面になりますが、使っていると慣れてきて気にならなくなるはずです。

また、ブルーライトカット機能が備わっていない場合は、液晶画面にブルーライトカットシールを貼るのもいいでしょう。

電車の中ではスマホではなく中吊りを見る

私は電車で移動するときは「スマホを見ないチャレンジ」を続けています。それだけでも、目の疲れが大幅に軽くなるので、患者さんにもおすすめしています。

「スマホのかわりに何をすればいいの?」という方には、できるだけ遠くにある中吊りを見るようにすすめています。

電車の窓の外に景色が見えるときは、遠くの空に飛んでいる鳥や飛行機、家や看板などを見るようにしてもいいでしょう。

また、パソコンを使った仕事の休憩時間にスマホを見るのも、目に負担をかけ続けます。パソコンでの仕事時間が長い方は、せめて休憩時間は窓の外の景色を眺めるようにしたいものです。

ベッドにスマホは持ち込まない

「寝る前にちょっと動画でも見よう」

と、ベッドにスマホを持ち込んで見る人も少なくないでしょう。

目に入る光を調整する瞳孔は、部屋が暗いと少ない光をとり込もうとして開きます。また、光を発するスマホの画面を見るときは、瞳孔は閉じようとします。

そのため、暗い部屋でスマホを見るのは、目に大きな負担をかけます。

また先述したブルーライトは不眠の原因ともいわれています。

ベッドは「眠る場所」と決めて、スマホを持ち込まないのが、目の健康にも質の高い睡眠にも効果的です。

ディスプレイ画面からは40㎝以上目を離す

パソコンやスマホなどの画面と目の距離は、40㎝以上が目の健康のためには望ましいとされています。画面が大きい場合は、50㎝ほどの距離をとりましょう。

さらに、背筋をのばして座ったとき、画面が水平よりも少し下に見下ろせる位置に調整してください。ノートパソコンを使う場合でも、専用の台や本を積み重ねて画面の高さを調整し、キーボードは別で使うといいでしょう。まぶたがある程度目を覆うようにすることで、ドライアイになりにくくします。

照明や外の光が画面に映り込まないようにしてください。照明の光は蛍光灯の白い光より、オレンジ色のあたたかい光が目にやさしいといわれています。

また、エアコンの風が直接、顔にあたらないようにし、湿度が低い場合は、加湿器を使用するといいでしょう。

コンタクトレンズ・メガネ

コンタクトレンズは高度管理医療機器、医師の処方を受けて購入しよう

近年、コンタクトレンズをインターネット通販や大型量販店、ドラッグストアで気軽に購入する人が増

えています。でも実は、コンタクトレンズは、心臓ペースメーカーや人工心肺装置などと同じ、高度管理医療機器と位置づけられています。

高度管理医療機器とは「人の命や健康に重大な影響を与えるおそれがあるから、適切な管理が必要」と指定されるものです。つまり、慎重な取り扱いをしないと目の健康を損なう可能性があるのです。

たとえば、インターネット通販で買う場合、コンタクトレンズのカーブはあまり選べません。またご自分のカーブをご存じの方も少ないと思います。そのため、ご自身のカーブに合っていないレンズが吸盤のようにはりついて、レンズの形どおりに傷ついている患者さんも少なくありません。

確かに、簡単に手に入る方法があるならば、わざわざ眼科を訪れて処方してもらうのは手間がかかります。でも、そのひと手間で多くの目のトラブルを避けることができるのです。

コンタクトレンズ、メガネの過矯正に気をつける

毛様体筋は遠く見るときにゆるみ、近くを見るときに緊張します。日常生活では、1日のほとんどはディスプレイ画面を見ているので、筋肉は緊張状態。その状態が続くため筋肉は過緊張状態になっており、知らず知らずのうちに、近くを見るのに有利な目になっています。そのため「遠くが見えなくなった!」とあわてて度数変更に来られる方が少なからずおられ、「遠くがよく見える」ことにこだわる場合が多いのです。

でも、遠くの見え方が有利なレンズで、半径50㎝以内にあるものばかり見るのは、ただでさえがんばっている筋肉にさらなる負担をかけてしまいます。

まるで、自分に合った重さで筋トレしているところに、さらに重いウエイトで負荷をかけているのと同

じです。

自動車の運転免許も、両眼で0・7以上、片目で0・3以上であれば矯正の必要はないとされています。

日常生活で遠くが片眼で1・0も見える必要はあまりないのです。

私は、患者さんにそうお話しして、目に負担の少ない、両眼で0・8〜0・9程度に合わせることをおすすめしています。

コンタクトレンズの度数は賢く使い分けよう

コンタクトレンズやメガネは、目的によって使い分けると、目の疲れをグッと軽くすることができます。

たとえば「ゴルフのときに、遠くまで球を見届けたい」という場合。そんなときは、日常使いのコンタクトレンズよりも遠くが見える「ゴルフ用」を別に持ち、ゴルフのときだけ使えばいいのです。

夜運転するときが見づらいという人は、少しだけ度を上げたものを、夜用に持ち歩けばいいでしょう。

また「運転するとき、ナビも遠くも見なきゃいけないんだけど……」という中高年の人は、遠近両用のコンタクトレンズを選ぶのもいいでしょう。ワンデイタイプのものを使うというのもおすすめです。

ときにはコンタクトレンズをお休みする日をつくる

私たちの体の細胞は、生きていく上で酸素が必要です。目も例外ではありません。ところが、黒目には酸素を運ぶ血管がないため、涙から酸素をとり入れています。

コンタクトレンズは、そこにペッタリとフタをするようなもの。

いくら「酸素透過率が高い」レンズを使っても、目の負担になることには変わりません。「目にやさしい」コンタクトレンズはないのです。

でも、メガネではスポーツなどに不便ですし、またおしゃれを楽しみたい気持ちもわかります。

コンタクトレンズの装用は1日8時間以内が理想的といわれていますが、実際、8時間はかなり難しいかもしれません。12時間は超えないように意識して、たとえ12時間以内でも、目が赤くなったり目ヤニが出たりなど目の違和感を感じたら、メガネに変えましょう。

週に1日はメガネだけで過ごす日をつくるのも、とてもいいことです。

食事

強力な抗酸化作用のある「ルテイン」で目を守る

目の健康を守るためには、食べ物を選ぶことも大切です。

最新の研究では老化の原因として「酸化」と「糖化」があげられていますが、これは目にとっても同じです。

「酸化」とは、簡単にご説明すると、体内で増えた活性酸素によりカラダのさまざまな組織がサビつくことです。

目の細胞のサビつきを防ぐために、効果が高いといわれているのが、カロテノイドの一種である「ルテイン」です。ルテインの黄色い色素成分は、ブルーライトや紫外線からも目を守ってくれます。

ルテインは、ケール、ほうれんそう、グリーンアスパラガスなどの緑黄色野菜に多く含まれています。また「目にいい」といわれるブルーベリーに含まれるアントシアニンも活性酸素を抑える働きがありますので、意識してとるといいでしょう。

食後の散歩で「糖化」を防ぐ

次に目の健康にも大敵である「糖化」についてお話ししましょう。

体内でよぶんな糖がたんぱく質などと結びつき、細胞を劣化させるのが「糖化」です。たんぱく質が存在するあらゆる臓器で起きる可能性があり、目で糖化が起こると水晶体が混濁、硬化が起こり、老眼や白内障が進行します。

食後に血糖値が高い状態が続いたり、血糖値の変動幅が著しいと糖化反応が進みやすくなります。

食事をするときは、野菜などの食物繊維を多く含む食材を先に口にすることで、血糖値の上昇がゆるやかになります。また、食後30分から1時間くらいの間に、軽い運動をすると血糖値の上昇を抑えられることがわかっています。難しく考えず、通勤で階段を使うとか、散歩するなどして糖化を予防しましょう。

目薬

目薬で涙は補えない

市販されている「涙のかわり」になる目薬（人工涙液）をひっきりなしに使う人がいます。

でも、30分おきくらいに「目が乾く」と感じて目薬をささずにいられない人は、ドライアイが相当、進行していると考えられます。

涙のかわりの目薬を使う頻度は、多くても2時間に1回が適当です。

それ以上、頻繁に目薬を使うと、涙を目の表面に均一にとどめているムチンを根こそぎ洗い流してしまい、よけいに目を乾燥させてトラブルを招く原因となります。

目薬を使わずにはいられない方は、眼科の診療を受けて目の症状に合わせた適切な目薬を処方してもらったほうがいいでしょう。

目を洗いたくなったら目薬で洗う

「花粉症やアレルギーなどで、目がかゆくて洗いたい！」

そんなときは、目を洗って涙の総とりかえをするのが有効です。

また、現代人のほとんどはまぶたにあるマイボーム腺（涙の最表面の脂を分泌している腺）の機能が低下しています。

本来、まばたきするたびに透明で液状の質のいい脂がしぼり出されるところですが、機能が低下していると脂の出が悪くなります。そして久しぶりに出る脂は、質が悪くなっています。

重症の方はまばたき程度の圧迫では脂が出ず、まぶたを圧迫すると乳白色の脂がねりチューブのように出てくることもあります。

脂の質が落ちると涙の質も落ちるため、ギラギラした涙になってしまいます。涙がギラギラしていると、光が乱反射して見え方にも影響してしまうため、「なんだかまぶしい」と感じるときも洗眼は有効です。

でも、市販の目を洗浄するカップで洗うのはNGです！

洗眼には涙のかわりになる目薬（人工涙液）を使用しましょう。市販の目を洗浄するカップで洗うのは、まぶた全体を洗うことになるため、まぶたに付着した雑菌が逆に目の中に入ってしまうためNGです。目玉だけを洗うようにしましょう。おすすめの洗い方は、右を見て目薬をさす→左を見て目薬をさす→上を見て目薬をさす→下を見て目薬をさすと、目を1周動かしながら目薬を使い、あふれた分をふきとるようにすればいいでしょう。ただし、目を洗うのは大切な涙を洗い流すことです。多くても1日3回ほどに抑えましょう。

遠くを

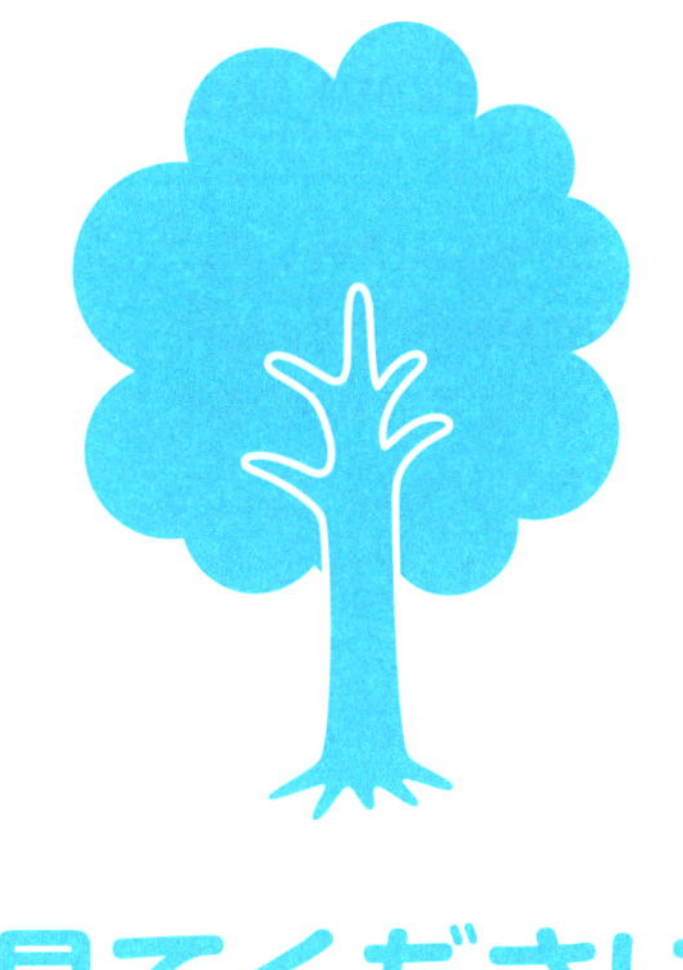

見てください

COLUMN 5

毎日、決まったものを片目ずつ見て深刻な目の病気を早期発見！

ご自身の大切な目を気づかってあげる習慣が身についてきたら、眼精疲労以外にも、目の重大な病気を早期に発見しやすくなるチェックを試してみましょう。

自覚症状がほとんどないまま、進行していく代表的なもののひとつが緑内障です。緑内障は目で見た情報を脳に伝達する視神経に障害が起きて、視野が狭くなる病気です。

左右の目の内側の視野は、オーバーラップしています。

つまり片目の視野が欠けても、もう片方が補ってしまうのです。

両目の視野狭窄（きょうさく）が同じレベルで進行することがまれなため、見えるほうの目が視野を補い、目の異常に気づきにくいのです。

同じように、片方の目から発症しがちで、初期症状では気づきにくいのが加齢黄斑変性症です。

加齢黄斑変性症は、ものを見るときに中心的な役割を果たす、黄斑という組織がダメージを受けて視力の低下を引き起こします。

どちらの病気も、目の異変に気づくためには、毎日、同じものを片目ずつ見るのがポイントです。

カレンダーでも絵でも写真でもかまいません。

同じものを同じ距離から、片目で順番に眺めてみてください。

メガネやコンタクトレンズはしたままで試しましょう。

万が一、一方の目では見えるのに、もう一方では見えない場所があったら視野が欠けている可能性があります。

また、加齢黄斑変性症では、まっすぐなものがゆがんで見えたり、ぼやけて薄暗く見えるのが特徴です。

毎日、続けて見ていると「なんかいつもと違う!?」ことに気づきやすくなるはずです。

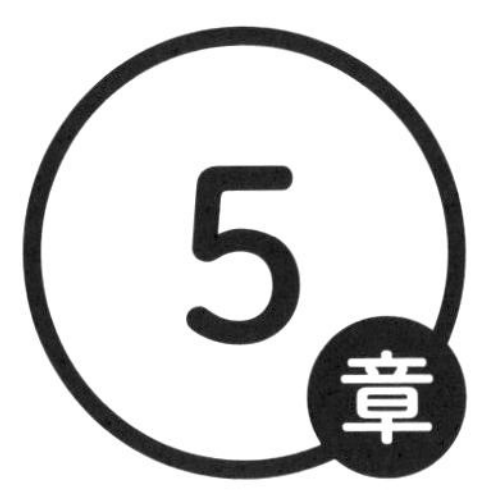

目を鍛えれば脳も活性化する！

この章では、ところどころ文字に色がついています。最初は、気にせずに読んでいきましょう。そして、読み終わったあと、ランダムにページを開き、色がついた文字だけを順に追いかけましょう。色は目ではなく、脳が識別しますので、脳を活性化し、さらに動体視力も鍛えることができます。

人は脳も使ってものを見ている

私たちがものを見る仕組みは、カメラとコンピュータにたとえることができます。

・カメラのレンズ＝水晶体（ピントを調節）
・フィルム（画像センサー）＝網膜（光を画像としてとらえる）

カメラの仕組み

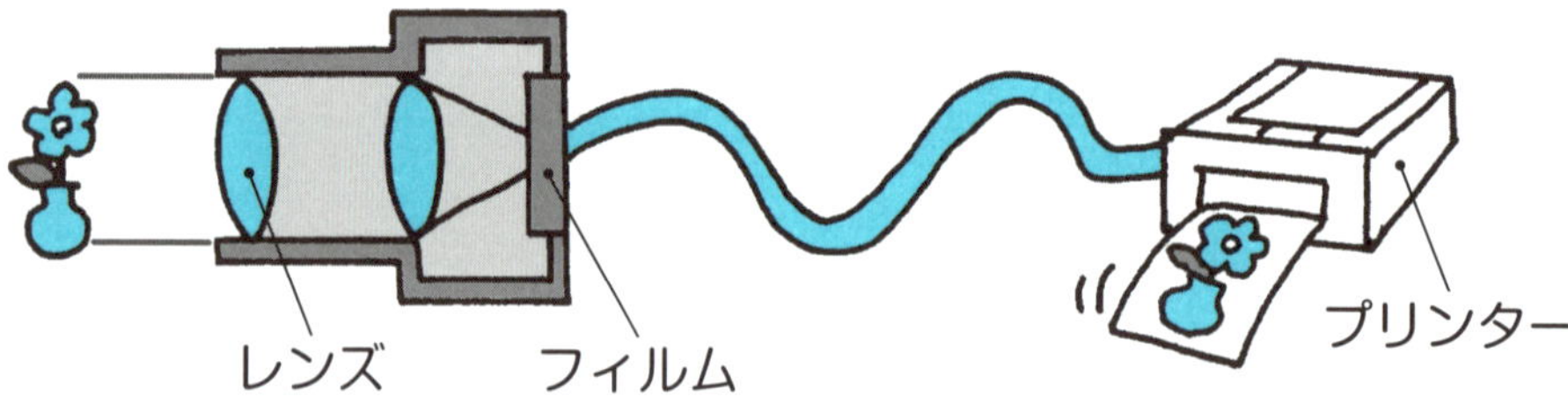

目の仕組み

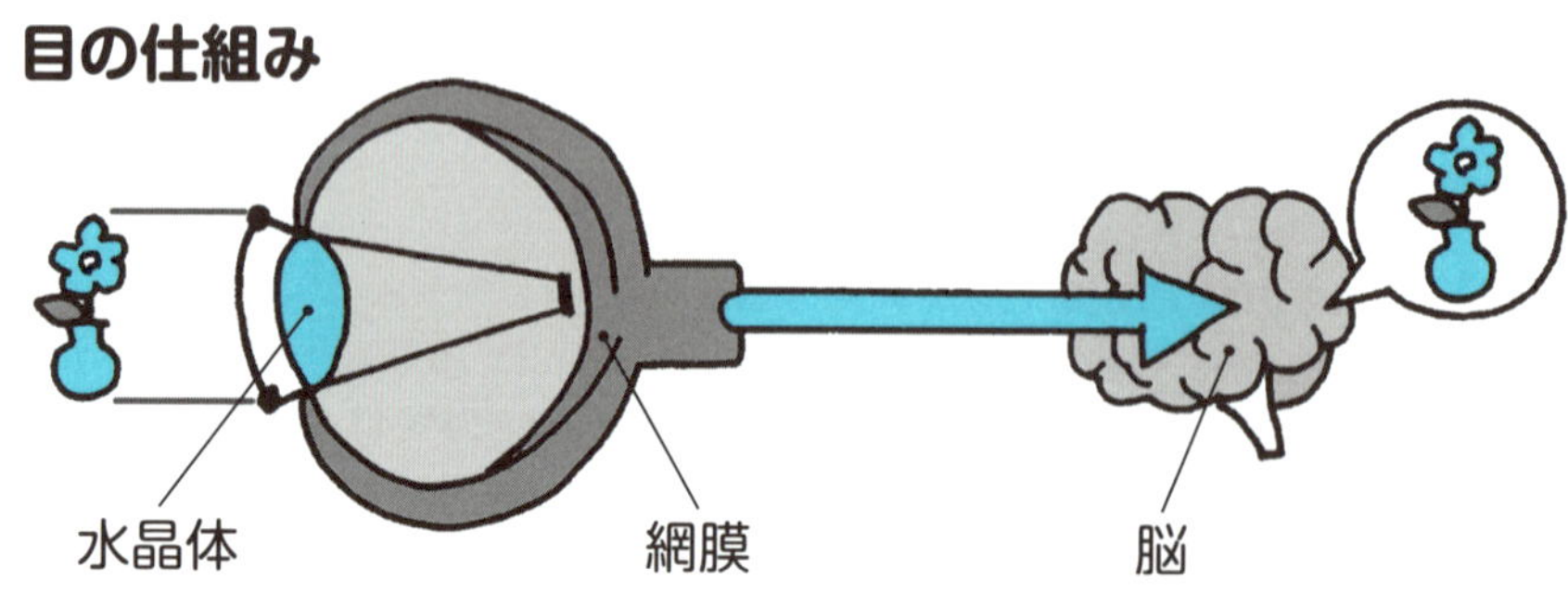

・コンピュータ（電気信号を処理）＝脳（画像として認識、保存）

実際にものを見るとき、しぼりの役割を果たしている虹彩が瞳孔から入る光を調節し、毛様体筋と水晶体でピント調節され、網膜の中心にある黄斑で焦点を結びます。

そしてその光が、視神経という配線を通じて脳に送られ、画像として認識されるのです。

こうして私たちはものを見るとき、自然と脳も使っています。

最近の「目と脳」に関する研究では、白内障による視力の低下が、認知症にかかわっていることがわかっています。

白内障は、カメラのレンズの役割をしている水晶体が濁り、見えにくくなる病気です。白内障がある程度進行した場合、濁った水晶体をとり除き、眼内レンズを挿入します。

白内障の手術後、脳の血流が改善され、脳の働きがよくなったという研究結果もあります。

また人間は、情報の8割を視覚から得ているといわれています。

つまり、しっかりと「見る力」を鍛えることで、脳を適切に刺激することにつながるといえるでしょう。

子どもは目の機能に連動して脳も発達していく

　人間の目は、生まれたときからものがはっきりと見えているわけではありません。

　生まれたばかりの赤ちゃんは、明暗の境目からものの形がぼんやりわかる程度。視力でいえば、0・01～0・02しかありません。

　生後2～3カ月たつと、やっとものを両目で立体的にとらえる機能が発達し、動くものを追いかけたり人の顔をじっと見つめたりするようになります。

そのころから両眼視の機能が急速に向上し、１歳までには映像を目でとらえて脳に送り、見たものを記憶し始めます。

また同時に、動作と目、そして脳のつながりが強くなる時期でもあります。おもちゃやものを拾い上げたり、食べ物を自分で食べたりできるようになります。

つまり、目の機能に連動して、記憶力や神経系統の発達、そして、集中力などの脳の働きも発達していくのです。

半分以上の子どもが3歳で１．０まで見えるようになり、６歳になると大部分の子どもが大人と同じ視力を持つようになります。

3歳くらいまでの時期は、視覚の刺激によって、網膜から視神経、そして大脳の視覚野が成長する大切な時期です。

もしも、強い遠視や乱視に気づかずにいると、視覚野が十分に発達せずに弱視になる可能性が高くなります。

「視点が合っていない」「目つきがおかしい」などに気づいたり、3歳児健診で異常を指摘されたりしたら、すぐに眼科を受診してください。

遠視や乱視などが原因の弱視は、3歳児健診で発見できれば入学前に治療をスタートすることができます。早期発見をして、適切な治療をすることがとても大切なのです。

強度遠視を矯正すると落ち着きが出る子どもが多い

目と脳は深い関係にあり、まだまだ知られていないことがたくさんあります。

目と脳は、密接につながっていると考えられている一方で、私の経験からお話しすると「脳の問題」だと思われていたことが、実は目のトラブルだったということもよくあります。

たとえば「集中力が続かない」「忘れっぽい」といった特徴がある子どもを、親御さんが「もしかしたら、脳に問題があるのでは？」と心配することがよくあります。

ところが、よく調べてみると強度の遠視だということが少なくありません。そしてたいていは、視力を矯正したらすっかり行動が落ち着くようになります。

そもそも、遠視というのは「遠くがよく見える目」と思われがちですが、実は近くも遠くもよく見えないのです。

ただ、子どもの場合は、ピントを調整する力があるため、不自由しない程度に見えていることもあるのですが、強度の遠視だとさすがにピントを合わせられないのです。

そして、生まれたときから見えにくいと、子どもはそれが当たり前と思っているので、自分が見えていないとは気づきません。

見える世界がすべてぼんやりしていたら、ものごとに興味がわきにくいですし、集中するのも難しいでしょう。

そのため、じっと座っていられなかったり、人の話を最後まで聞けなかったりするのです。

また、強度の遠視など、視力に問題がある子どもは、ピントを合わせるために常に目の筋肉に負荷がかかります。それで、疲れやすく、頭が痛くなる、お絵かきなどの細かい作業が続けられないなどの症状が出ることがあるのです。

「利き目」と「利き手」と脳の関係とは？

右利き、左利きといった「利き手」があるように、実は、目にも「利き目」があります。

私たちは利き目を軸としてものを見て、もう片方の目で空間や距離などを補って立体的に認識しているのです。

利き目は「見ること」に慣れているため、知っていると有効に使うことができます。

たとえば、野球でバッターボックスに立ったとき、利き目をピッチャーに向けてボールを追ったり、ダーツなどを投げるときに利き目を使うと見やすいといいます。

ここであなたの利き目チェックをしてみましょう。
①2ｍほど離れたところに、ドアノブやスイッチなど、小さめの対象物を決めます。
②ひじを曲げて両手を顔の前で重ね、穴をつくります。
③手でつくった穴の中に、対象となるものを入れて片目を順番につぶります。
このとき、穴の中にドアノブなどの対象物が見

えているほうがあなたの利き目です。

実は、現代人は右が利き目の人が圧倒的に多いといわれています。

人類の起源を調べると、250万年前の言葉がない時代は、右利きの人がおよそ6割ほどだったといわれています。

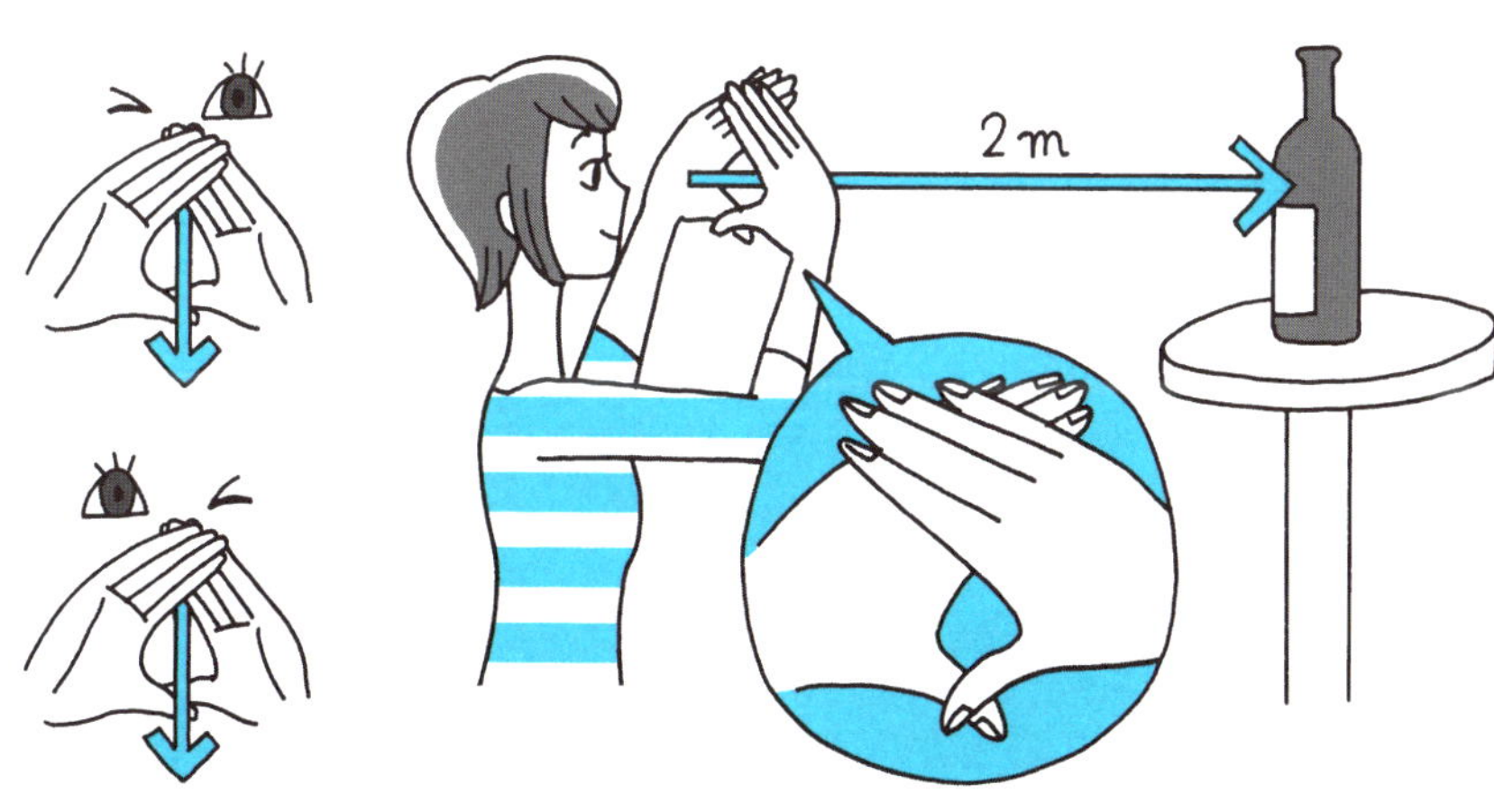

私たちがものを見たり、手を動かしたりするときは、その反対側の脳が指令を出します。

つまり、右目や右手を動かすときは左脳が指示し、左目や左手を動かすときは右脳が指示します。

文明の発達につれて、人間は言葉を使うようになりました。

言葉をつかさどる言語野は、脳の左半球にあります。つまり、言葉を話すことを覚えたときから、左脳が強化されて右目や右手の運動能力が高まったのではないかと考えられているのです。

また、コンタクトレンズやメガネを使う人で「なんとなく現在の度数がしっくりこない」という人は、もしかしたら、利き目を少し優位に見えるように調整するとバランスよく感じるかもしれません。

「なんだか、見えにくい」という人の度数をよく調べてみると、利き目でないほうがよく見えていたということがよくあります。

たとえば、右目が利き目の人は、右を0・8、左を0・6というように、左右差をつけてあげるといいかもしれません。

「動体視力」を鍛えれば、読書、運転などに役に立つ

近年「動体視力」を鍛えるトレーニングがブーム

になり、ゲームソフトも出ています。動体視力とは、簡単にご説明すると「動いているものをとらえる力」です。

生まれつきの「視力」は眼球の形状や角膜・水晶体・網膜の状態でほぼ決まります。本人の努力や訓練が関与する余地はほとんどありません。それに対して動体視力は眼球よりも脳や神経の働きで決まってきます。初めから備わっているわけではなく、積み重ねた練習や長年の経験によって獲得された技術であり、好不調もあるし、練習を続けなければ衰えます。

スポーツの世界では、優秀な人ほど動体視力がすぐれているといわれています。実際にプロ野球チーム・読売ジャイアンツでは以前から動体視力のトレーニングをとり入れていますし、個人的に鍛えているアスリートも少なくないでしょう。

ここで動体視力を鍛える、簡単なトレーニングをご紹介しましょう。

●トレーニング①

①両手を「前にならえ！」のように、まっすぐ前にのばします。

②顔を動かさずに素早く交互に左右の親指の爪を見て、30秒ほど視線を動かします。慣れてきたら、両手の幅を広げましょう。

●トレーニング②

①両手を「前にならえ！」のように、まっすぐ前にのばしたら、上下に30㎝ほど開きます。

②左右の親指の爪を、顔を動かさずに素早く交互に30秒ほど視線を動かします。

実は、70歳以上の高齢者が運転免許を更新するときに義務づけられている高齢者講習では、動体視力の検査が義務づけられています。

動体視力を鍛えれば、運転するときに飛び出してくる自転車や歩行者に気づきやすくなりますし、歩行者として歩いているときも近づいてくる車のスピードを把握しやすくなるでしょう。

実際に、動体視力のトレーニングを続けたことで、読書のスピードがアップしたという意見も少なくありません。

また、動体視力を鍛えれば、動いている対象物の移動する距離と速度を瞬時に判断し、カラダ全体に指令を出す、そして脳の伝達機能を刺激することにつながりますから、脳の若々しさも維持することができるでしょう。

COLUMN 6

拡大鏡を使いすぎると目や脳が甘えてしまう!?

「最近、細かい文字が見づらくなった」

そう感じた私は、メガネ型の拡大鏡を使うことにしました。

ところが、最初は「よく見える！」と感じたものの、長時間使用したあと、小さい字で書いてある説明書などを読むと「さっきまでは裸眼でも見えていたのに見えなくなっている!?」と感じることが多くなったのです。

また、拡大鏡を使って本を読むと、決まって頭痛がするようになりました。拡大鏡はものを大きく見せる働きはありますが、ピントを合わせることはできず、像がぼやけたまま拡大しているため、長時間使用するといろいろな不調があらわれていたのです。

このとき私は、ものを見ることを含めたカラダの機能は、甘やかすと衰えると実感しました。

たとえば、骨折して数週間、腕や足を固定していたら、すっかり筋肉が衰えてしまったという話を聞いたことはありませんか？

筋トレを休むと、以前と同じ重量を上げられなくなることも、私は実感しています。実は、絶対安静で筋肉ののび縮みがないと、わずか1週間で10～15%の筋力低下が起こるといわれています。

筋肉だけではありません。寝てばかりの生活が続くと、心臓から送り出される血液の量が減少。カラダ全体に酸素が届きにくくなって持久力もダウンします。

もちろん、拡大鏡を使わないほうがいいと言っているわけではありません。無理やり裸眼で過ごそうとすると、見えなくて困ることも多く、ストレスになってしまうでしょう。

カラダの機能として不自然な使い方をすることで衰えたものは、正しくトレーニングをして、改善しようということです。

私もこれからは拡大鏡の使用はほどほどに、そして本格的な老眼のお年頃になったときには老眼鏡の助けを借りながらも、老眼の訪れる時期を可能な限り遅らせるために「メジトレ」は欠かさず行い、悪あがきし続けようと思います。

遠くを

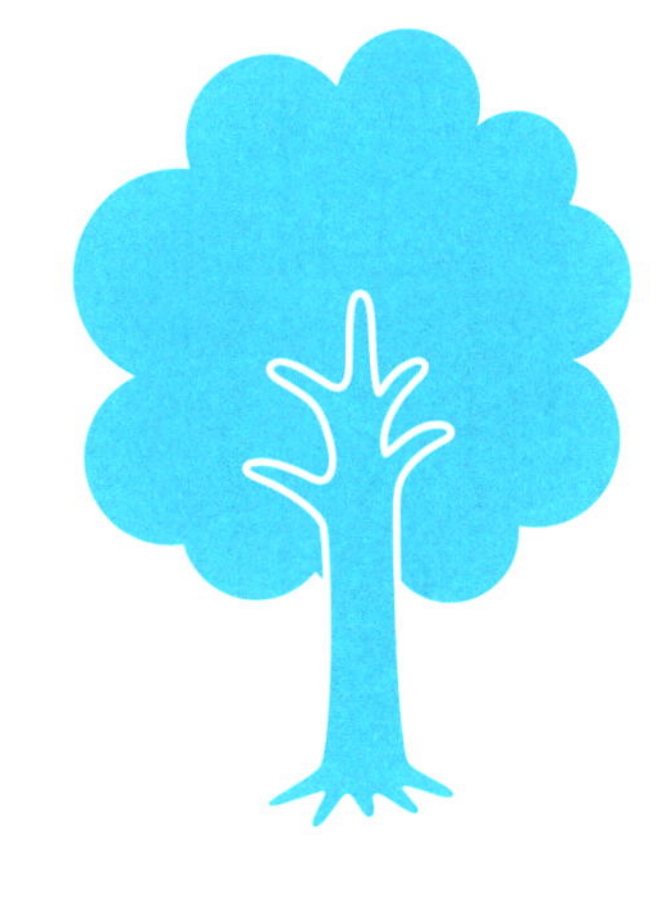

見てください

〈STAFF〉

装丁・本文デザイン　福田真一（DEN GRAPHICS）
イラスト　ひろいまきこ
編集協力　塩尻明子
校正　小島尚子
編集デスク　前田起也（主婦の友インフォス）
編集担当　佐藤友理（主婦の友インフォス）

ただ読むだけでぐんぐん目がよくなる 久保田式視力回復ドリル

2020年9月30日　第1刷発行

著　者　久保田明子
発行者　前田起也
発行所　株式会社主婦の友インフォス
〒101-0052 東京都千代田区神田小川町3-3
電話 03-3294-3136（編集）
発売元　株式会社主婦の友社
〒141-0021 東京都品川区上大崎3-1-1 目黒セントラルスクエア
電話 03-5280-7551（販売）
印刷所　大日本印刷株式会社

ISBN978-4-07-444151-8

■本書の内容に関するお問い合わせは、主婦の友インフォスメディア開発本部（電話03-3294-3136）まで。
■乱丁本、落丁本はおとりかえいたします。お買い求めの書店か、主婦の友社販売部（電話03-5280-7551）にご連絡ください。
■主婦の友インフォスが発行する書籍・ムックのご注文は、お近くの書店か主婦の友社コールセンター（電話0120-916-892）まで。
＊お問い合わせ受付時間　月〜金（祝日を除く）9:30〜17:30

主婦の友インフォスホームページ　https://www.st-infos.co.jp/
主婦の友社ホームページ　https://shufunotomo.co.jp/